Thomas/Sprecher

Workbook Apothekenpraxis

Thomas / Sprecher

Workbook Apothekenpraxis

üben, wiederholen, vertiefen

Annette Thomas
Nadine Yvonne Sprecher

Mit 49 Abbildungen und 29 Tabellen

Online PLUS

Deutscher Apotheker Verlag

Zuschriften an
lektorat@dav-medien.de

Hinweis

Um die Lesbarkeit dieses Buchs zu verbessern, verzichten wir auf die gleichzeitige Nennung männlicher und weiblicher Sprachformen. Alle Sprachformen schließen Menschen jeden Geschlechts mit ein.

Bibliografische Information der Deutschen Nationalbibliothek
Die Deutsche Nationalbibliothek verzeichnet diese Publikation in der Deutschen Nationalbibliografie; detaillierte bibliografische Daten sind im Internet unter https://portal.dnb.de abrufbar.

1. Auflage 2022
ISBN 978-3-7692-7813-2 (Print)

Birkenwaldstr. 44, 70191 Stuttgart
www.deutscher-apotheker-verlag.de
Printed in Germany

Satz: primustype Hurler GmbH, Notzingen
Druck: Esser printSolutions GmbH, Bretten
Umschlagabbildung: Aliaksandr Zadoryn/istockphoto.com
Umschlaggestaltung: deblik, Berlin

Klimaneutral
Druckprodukt
ClimatePartner.com/10635-2202-1004

Vorwort

Herstellen, Prüfen, Beraten, Abgeben – der Apothekenalltag stellt Sie vor vielfältige Aufgaben. Im Fach Apothekenpraxis lernen Sie typische pharmazeutische Aufgaben sowie Arbeitsprozesse kennen und erfahren, wie Sie Ihre Kenntnisse über Arzneimittel und deren Wirkung sowie rechtliches Hintergrundwissen im praxisbezogenen Kontext anwenden können.

Mit dem Workbook Apothekenpraxis wollen wir all jenen, die sich in der Ausbildung zur/zum PTA bzw. zur/zum Apotheker/in befinden oder als Wiedereinsteiger/in ihr bereits erlerntes Wissen auffrischen wollen, Übungsaufgaben an die Hand geben, die neben den fachlichen Inhalten vor allem Spaß am Lernen vermitteln. Außerdem wollen wir mit diesem Workbook Lehrkräfte bei der Lehre unterstützen und Anregungen für die Unterrichtsgestaltung geben.

Bei der Erstellung dieses Workbooks war es uns ein besonderes Anliegen, die zahlreichen Übungsaufgaben abwechslungsreich zu gestalten und den Nutzern einen spielerischen Zugang zum Lernstoff zu ermöglichen. Um das Workbook auch außerhalb des Unterrichts einsetzen zu können, stehen für Sie unter www.OnlinePlusBase.de zu allen Aufgaben Musterlösungen bereit. So können – in Vorbereitungen auf Klausuren und Abschlussprüfungen – der aktuelle Wissensstand ermittelt und Lernlücken rechtzeitig identifiziert werden.

An dieser Stelle bedanken wir uns beim Lektorat des Deutschen Apotheker Verlags für die vertrauensvolle und angenehme Zusammenarbeit und wünschen Ihnen, liebe Leserinnen und Leser, nun viel Freude beim Lernen und Weiterbilden!

Die Autorinnen

Inhaltsverzeichnis

Erklärung zum Workbook

Dieses Workbook wurde in Anlehnung an das Lehrbuch von Rainer Neukirchen „Apothekenpraxis für PTA“ entwickelt und basiert daher weitestgehend auf dessen Gliederung und Tiefe. Für die Lösung der Aufgaben ist das Vorliegen dieses Lehrbuchs jedoch nicht zwingend notwendig. Die Bearbeitung der Aufgaben ist auch mit anderen Lehrbüchern möglich und dieses Workbook damit universell einsetzbar.

Das benötigen Sie

Für die Bearbeitung der Aufgaben benötigen Sie neben diesem Workbook Stift, Buntstifte und Papier. Denn die Beantwortung der Aufgaben findet zum Teil im Workbook und zum Teil außerhalb z. B. auf einem Notizblock statt. Dies ermöglicht abwechslungsreiche Aufgaben sowie eine hohe Aufgabendichte pro Themengebiet.

Umgang mit Umlauten

In diesem Workbook finden Sie hin und wieder Kreuzworträtsel sowie Lückentexte. In beiden Aufgabentypen sind die Umlaute ä, ö und ü unverändert als Buchstaben einzutragen (Bsp. richtig: W-Ö-R-T-E-R, falsch: W-O-E-R-T-E-R). In den ebenfalls auftauchenden Wortsuchspielen (Suchsel) sind die Umlaute ausgeschrieben (ä=ae, ö=oe, ü=ue).

GUT VERNETZT – SICHER GEMERKT

aha

Um Wissen effektiv im Gedächtnis zu verankern, müssen neue Informationen mit bereits bekanntem Wissen verknüpft werden. Deshalb werden wir Sie zu Beginn jedes Kapitels in diesem Kasten auffordern, sich zu wichtigen Begriffen des anschließend folgenden Themas Gedanken zu machen und zu notieren, was Ihnen bereits bekannt ist bzw. welche Zusammenhänge Sie vermuten. Indem Sie die Begriffe miteinander in Beziehung setzen generieren Sie Ankerpunkte, an die neues Wissen sofort angeknüpft werden kann. Nach der Bearbeitung eines Kapitels können Sie diese Aufgabe wiederholen, um Ihren Lernfortschritt sichtbar zu machen.

Hinweis:

Für diesen Aufgabentyp gibt es nicht nur eine „korrekte Lösung“. Die Aufgabe kann vielmehr auf unterschiedlichstem Wege gelöst werden. Einen Anhaltspunkt für mögliche Herangehensweisen finden Sie im folgenden Beispiel.

Beispiel: Sonnenschutz

Beschreiben Sie folgende Begriffe und bringen Sie diese anschließend in einen logischen Zusammenhang, indem Sie auf Gemeinsamkeiten bzw. Gegensätze prüfen.

Lichtschutzfaktor (LSF) | UV-A-Strahlung | UV-B-Strahlung | Lichtschwiele | Sonnenbrand | Hypopigmentierung | Hautkrebs | vorzeitige Hautalterung | physikalische Filter | chemische Filter | Antihistaminika

Lösungsvorschlag A

- Lichtschutzfaktor: Schutzwirkung eines Produkts gegenüber der UV-B-Strahlung
- UV-A-Strahlung: längerwellige Strahlung, verursacht Hautalterung und Allergie
- UV-B-Strahlung: kürzerwellige Strahlung, verursacht Bräune und Sonnenbrand
- Lichtschwiele: körpereigener Schutz durch Verdickung der Hornschicht
- Sonnenbrand: Hautschaden, der durch längere Sonnenexposition verursacht wurde
- Hypopigmentierung: Helle Stellen auf der Haut, kann Folge eines starken Sonnenbrandes sein
- Hautkrebs: bösartige Veränderung der Haut
- vorzeitige Hautalterung: Hautbild, das nicht dem biologischen Alter entspricht
- physikalische Filter: reflektieren die Sonnenstrahlen
- chemische Filter: absorbieren die Strahlungsenergie
- Antihistaminika: Wirkstoffe in lokal anzuwendenden Mitteln gegen Sonnenbrand

Gemeinsamkeiten

1. Lichtschutzfaktor, Lichtschwiele, physikalische und chemische Filter: Schutz vor Sonnenstrahlung
2. Sonnenbrand, Hautkrebs, vorzeitige Hautalterung: durch Sonneneinstrahlung entstandene Schäden

Gegensätze

1. physikalische – chemische Filter
   - physikalische Filter: Reflektion
   - chemische Filter: Absorption
2. UV-A-Strahlung – UV-B-Strahlung
   - UV-A-Strahlung: langwellig, Hautalterung, Allergie
   - UV-B-Strahlung: kurzwellig, Bräune und Sonnenbrand

Lösungsvorschlag B

Beschreibung der Begriffe siehe Lösungsvorschlag A

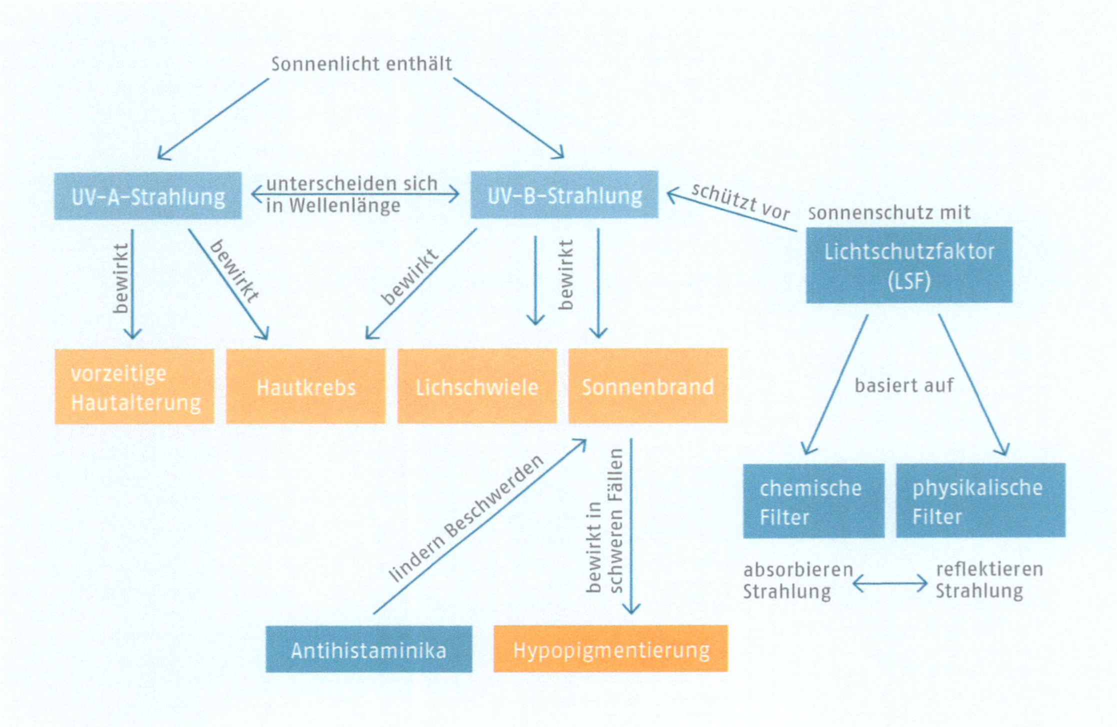

SPIELEND WIEDERHOLT
In diesen Kästen finden Lehrkräfte und Lernende Anregungen zu interaktiven Lernmethoden und Lernaktivitäten in der Gruppe. Von Spielen, kleinen Theaterstücken bis hin zu ungewöhnlichen Lernzielkontrollen ist alles dabei.

JETZT WIRD'S KNIFFLIG!
Wer den Lernstoff sicher beherrscht und etwas mehr in die Tiefe gehen möchte, findet an mehreren Stellen in diesem Kasten eine etwas anspruchsvollere Aufgabe.

Hier geht's zu den Lösungen

Die Lösungen finden Sie zum Download auf www.Online-PlusBase.de. Um das Online-Angebot nutzen zu können, klicken Sie in der Navigationsleiste auf „Anmeldung" und füllen Sie das Formular aus. Danach können Sie sich jederzeit mit Ihren Zugangsdaten direkt einloggen.

Sie möchten Ihren Zugang zum Downloadbereich aktivieren? Für die Beantwortung der Zugangsfrage benötigen Sie dieses Buch. Nach richtiger Eingabe ist der Downloadbereich für Sie freigeschaltet. Orientieren Sie sich bitte im Bereich „PTA".

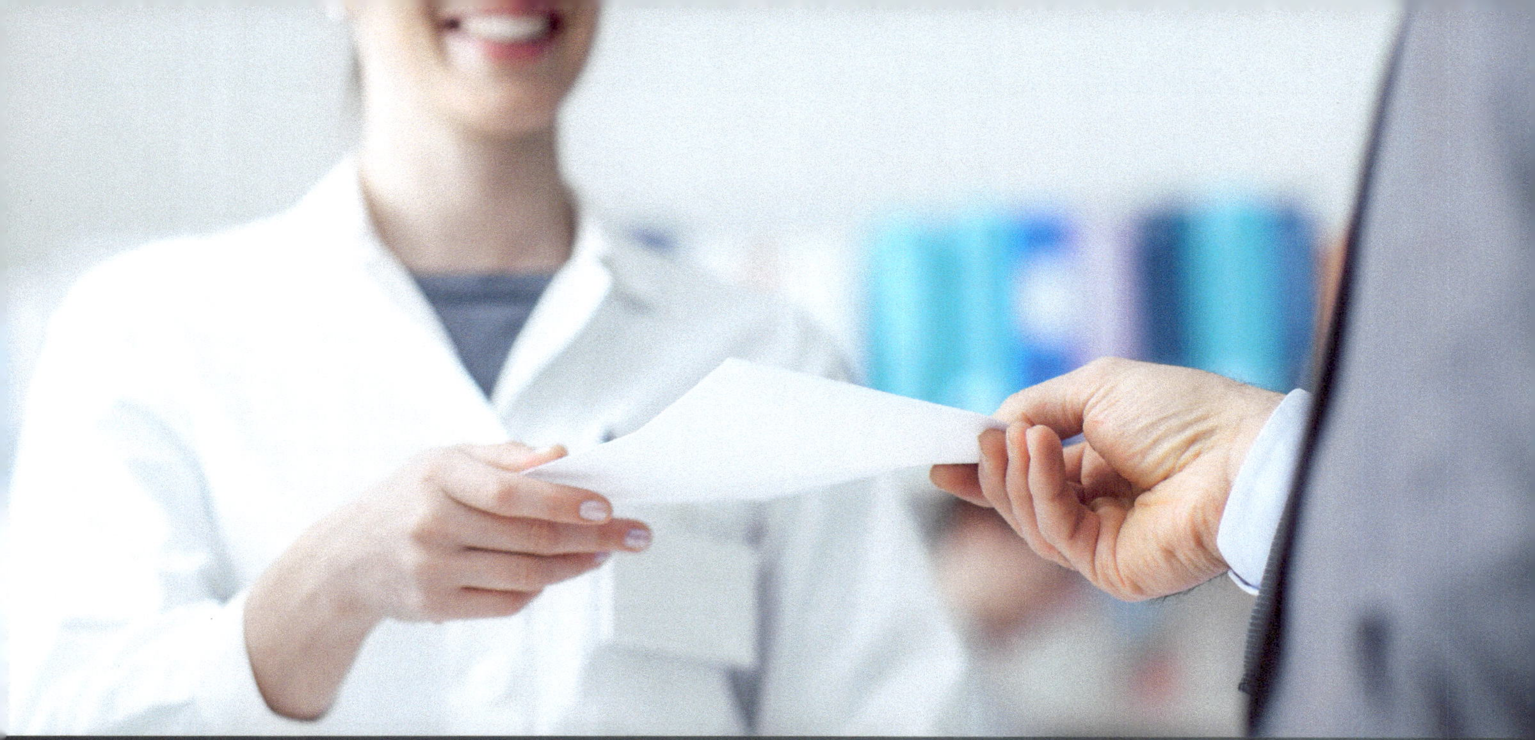

Abgabe von Arzneimitteln und Ausführung ärztlicher Verordnungen 1

Überprüfen Sie sich selbst

Ich kann folgende Aufgaben lösen		Vollständig	Teilweise	Noch nicht
Aufgabe 1	Pharmazeutisches und nichtpharmazeutisches Personal	☐	☐	☐
Aufgabe 2	Aktive Beratungspflicht	☐	☐	☐
Aufgabe 3	Freiwahl und Sichtwahl	☐	☐	☐
Aufgabe 4	Belieferung von Rezepten	☐	☐	☐
Aufgabe 5	Aut-idem-Regelung	☐	☐	☐
Aufgabe 6	Nacht- und Notdienst	☐	☐	☐
Aufgabe 7	Zuzahlungen	☐	☐	☐
Aufgabe 8	Rezeptarten	☐	☐	☐
Aufgabe 9	Teratogenität	☐	☐	☐
Aufgabe 10	Auffinden von Informationen	☐	☐	☐
Aufgabe 11	Verordnungsfähigkeit	☐	☐	☐
Aufgabe 12	Preisberechnung	☐	☐	☐
Aufgabe 13	Unbekannte Nebenwirkungen	☐	☐	☐

aha

GUT VERNETZT – SICHER GEMERKT

Beschreiben Sie folgende Begriffe und bringen Sie diese anschließend in einen logischen Zusammenhang, indem Sie auf Gemeinsamkeiten bzw. Gegensätze prüfen.
Apothekenbetriebsordnung | Arzneimittelverschreibungsverordnung | Hilfstaxe | Kontrahierungszwang | Substitutionsverbot | Aut-idem-Regelung | GKV-Rezept | Privatrezept | BtM-Rezept | T-Rezept | Isotretinoin-Rezept | Grünes Rezept | Entlass-Rezept | E-Rezept | Taxation | Retaxation | Bedenkliche Arzneimittel | Medikations-Management

Aufgabe 1 Pharmazeutisches und nichtpharmazeutisches Personal

1a Welche Berufsgruppen zählen zum pharmazeutischen, welche zum nichtpharmazeutischen Personal?

____

____

____

____

____

____

1b Welche Aufgaben dürfen ausschließlich durch pharmazeutisches Personal, welche auch durch nichtpharmazeutisches Personal ausgeübt werden? Verbinden Sie die Punkte mit einem Lineal. Bei richtiger Beantwortung können Sie an den Linienkreuzungspunkten das Lösungswort ablesen.

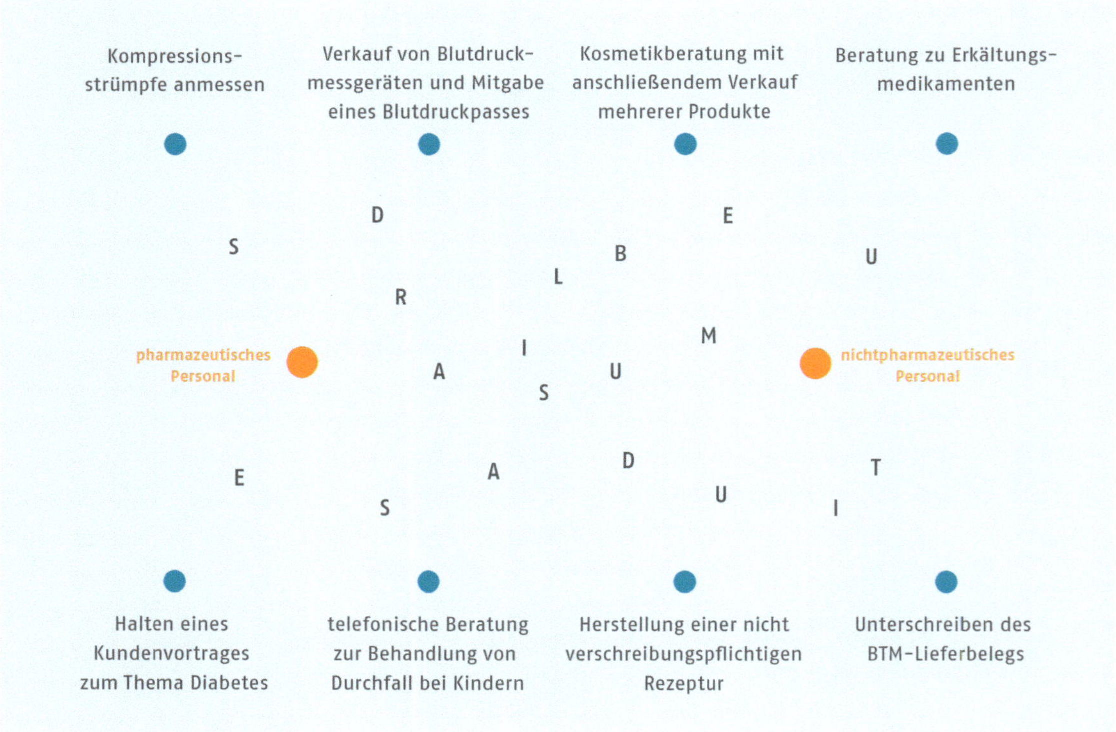

Lösungswort: ______________________________

Aufgabe 2 Aktive Beratungspflicht

§ 20 der Apothekenbetriebsordnung befasst sich mit der „aktiven Beratungspflicht".

2a Was versteht man unter „aktiver Beratungspflicht"? Erklären Sie.

2b In welchen Fällen muss eine aktive Beratungspflicht erfolgen?

2c Was muss bei der Beratung besonders beachtet werden, um das Vertrauensverhältnis zwischen Behandler und Patient nicht zu stören?

2d Welche Informationen müssen bei folgenden Arzneimitteln im Rahmen der aktiven Beratungspflicht weitergegeben werden? Nennen Sie jeweils Beispiele.

- Ibuflam® 400 mg 20 St

- Ramilich® comp 5 mg/25 mg 100 St

- Fentanyl-Hexal® TTS 75 µg/h

Aufgabe 3 Freiwahl und Sichtwahl

Welches Produkt dürfen Sie in der Freiwahl, welches nur in der Sichtwahl anbieten?
Bei richtiger Beantwortung ergibt sich ein Lösungswort.

Nr.	Produkt	Freiwahl	Sichtwahl
1.	Terzolin® Schuppenshampoo mit 2 % Ketoconazol	R	K
2.	Rhinomer® Nasenspray mit isotonisierter Meerwasserlösung	I	E
3.	Prospan® Hustensaft mit Efeublätter-Trockenextrakt	Z	T
4.	Guttaplast® – salicylsäurehaltiges Pflaster	E	T
5.	GeloRevoice® Halstabletten mit Xanthan und Natriumhyaluronat	E	P
6.	Hyaluron-ratiopharm® Augentropfen	L	T

Lösungswort: ______________________________

Aufgabe 4 Belieferung von Rezepten

In jeden Viererblock hat sich eine falsche Aussage eingeschlichen. Korrigieren Sie diese.

1.

a) Die Apotheke ist grundsätzlich verpflichtet, jede Verschreibung eines Arztes oder Heilpraktikers zu beliefern.
b) Die Pflicht zur Belieferung wird als Kontraktionszwang bezeichnet.
c) Die Belieferung muss in einem der Verschreibung angemessenen Zeitraum erfolgen.
d) Von dieser in der Apothekenbetriebsordnung verankerten Regelung sind Verschreibungen ausgenommen, die bedenkliche Arzneimittel enthalten.

Korrektur: ______________________________

____

2.

a) Rezepturbestandteile ohne arzneiliche Wirkung sind vom Substitutionsverbot ausgenommen.
b) Die Berücksichtigung der Rabattverträge steht rechtlich über der Einhaltung des Substitutionsverbots.
c) Um eine unkomplizierte Belieferung in Notfällen zu ermöglichen, gilt das Substitutionsverbot nicht im Nacht- und Notdienst.
d) Kann das Substitutionsverbot aufgrund von Lieferschwierigkeiten nicht eingehalten werden, muss dies mit dem Aufdruck einer Sonder-PZN kenntlich gemacht werden.

Korrektur: ______________________________

____

Aufgabe 5 Aut-idem-Regelung

5a In der Apotheke wird Ihnen ein Rezept vorgelegt, auf dem folgendes Medikament zulasten der Krankenkasse verordnet ist:

Metoprololsuccinat 47,5 mg 100 RET PZN 07097020 1 – 0 – 0
Das aut-idem-Feld ist angekreuzt, bzw. „kein Austausch" auf dem E-Rezept vermerkt.
Welche Aussage ist richtig?
Neben dem verordneten Präparat mit der angegebenen PZN können auch folgende Fertigarzneimittel abgegeben werden:

a) Eines der Rabattvertragsarzneimittel
b) Eines der vier preisgünstigsten Arzneimittel
c) Ein Reimport
d) Ein Reimport oder eines der Rabattvertragsarzneimittel
e) Ein Reimport oder eines der vier preisgünstigen Arzneimittel
f) Das Rezept darf ausschließlich mit der angegebenen PZN beliefert werden

5b Schließt der Arzt anders als in obigem Beispiel den Austausch nicht aus, müssen die geltenden Rabattverträge beachtet werden. Welche Anforderungen muss das abgegebene Fertigarzneimittel in Bezug auf die im Folgenden genannten Punkte erfüllen?

Wirkstoff:

___

Wirkstärke:

___

Packungsgröße:

___

Darreichungsform:

___

Indikationsbereich:

___

5c Auf einem Privatrezept sind Votum® 40 mg 98 Tabletten (Wirkstoff Olmesartan) verordnet. Das Originalpräparat hat einen VK von 116,26 €. Es sind einige deutlich günstigere Generika und Reimporte verfügbar. Das günstigste Fertigarzneimittel kostet 29,52 €.

Welche Regelungen zum Austausch müssen hier beachtet werden?

___

___

___

Aufgabe 6 Nacht- und Notdienst

In diesen Text haben sich mehrere Fehler eingeschlichen. Finden und korrigieren Sie die falschen Behauptungen:

Es ist Mittwoch, der 9. August und die Sonnen-Apotheke hat Notdienst. PTA Tom verabschiedet seine Kolleginnen in den Feierabend und schiebt sich schon mal eine Pizza in den Ofen.
Wie sich bald herausstellen soll, kann er diese Pizza aber nicht in Ruhe genießen, denn schon nach wenigen Minuten klingelt der erste Kunde an der Notdienstglocke. Das Rezept, das er vorlegt, ist schon einige Tage alt, deshalb muss PTA Tom zunächst das Feld „noctu" ankreuzen, um der Krankenkasse die Notdienstgebühr in Rechnung stellen zu können.
Die benötigten Medikamente sind zum Glück vorrätig, so dass die Versorgung problemlos verläuft.
Gerade als Tom die Notdienstklappe wieder schließen will, winkt ihm ein weiterer Kunde zu. Er möchte gerne zwei Packungen von den leckeren Gummibärchen, die Nachtcreme mit Hyaluronsäure aus der Lieblings-Kosmetikserie seiner Frau und die neuesten Zeitschriften. PTA Tom reicht ihm das Gewünschte, kassiert und beißt nun endlich in das erste Stück der Pizza.
Da klingelt das Telefon: Ein junger Mann ist am Apparat und möchte die Pille danach. Er fragt, ob es möglich wäre, das Medikament zu liefern, da er kein Auto hat und es gerade so stark regnet. PTA Tom erklärt ihm, dass er die Apotheke nicht verlassen darf, bietet aber an, einen Taxifahrer mit dem Medikament zu schicken.
Wenige Minuten nach diesem Telefonat klingelt es wieder an der Tür. Eine Frau reicht PTA Tom eine Verordnung über Amoxicillin-Tabletten durch die Notdienstklappe. Zum Glück müssen im Notdienst die Rabattverträge nicht beachtet werden, so dass Tom gleich an der Schublade nachschauen kann, welche Firma in der gewünschten Wirkstärke und Packungsgröße vorrätig ist.
Die restliche Nacht wird etwas ruhiger, trotzdem kann PTA Tom nicht besonders gut schlafen. Er druckt früh noch schnell den Beleg für den Nacht- und Notdienstfonds aus und ist dann froh, nach Hause fahren zu können. Er freut sich auf einen erholsamen Vormittag zu Hause.

Aufgabe 7 Zuzahlungen

Sie sehen hier die Verkaufspreise einiger Arzneimittel. Ermitteln Sie die gesetzliche Zuzahlung, die für diese Arzneimittel bei Verordnung auf einem Kassenrezept zu leisten ist.

Nr.	Verkaufspreis des Arzneimittels	Gesetzliche Zuzahlung
1.	144,95 €	
2.	23,70 €	
3.	3,80 €	
4.	74,50 €	
5.	368,60 €	
6.	49,25 €	

Aufgabe 8 Rezeptarten

Wer bin ich? Ordnen Sie den Aussagen die jeweilige Art des Rezeptes zu.

Verwenden Sie folgende Begriffe:
GKV-Rezept | Privatrezept | grünes Rezept | BtM-Rezept | T-Rezept | Entlass-Rezept | Isotretinoin-Rezept

Nr.	Aussage	Art des Rezeptes
1.	Ich bin drei Monate gültig und 28 Tage erstattungsfähig.	
2.	Ich bin sieben Tage lang gültig, der Tag der Ausstellung zählt nicht mit.	
3.	Meine Gültigkeit ist unbegrenzt.	
4.	Ich bin ab dem Tag der Ausstellung sieben Tage gültig und zweiteilig.	
5.	Ich habe keine vorgeschriebene äußere Form. Meistens bin ich aber blau.	
6.	Ich bin rosa und drei Werktage lang erstattungsfähig.	
7.	Auf mir werden hoch teratogene Wirkstoffe verordnet.	

Aufgabe 9 Teratogenität

9a Hier sind einige teratogene Wirkstoffe versteckt. Bringen Sie die Silben in die richtige Reihenfolge und notieren Sie die Wirkstoffe:

Nr.	Silben	Wirkstoff
1.	DO-LI-MID-THA	
2.	NO-TI-I-SO-IN-TRE	
3.	TRE-A-TIN-CI	
4.	NA-LE-LI-MID-DO	
5.	LI-MID-MA-PO-DO	
6.	TI-TRE-IN-NO-LI-A	

9b Was bedeutet teratogen? Definieren Sie den Begriff mit eigenen Worten.

____

____

9c Eine Kundin legt Ihnen eine Verordnung über Neotigason® Kapseln (Wirkstoff Acitretin) vor.

a) Nennen Sie eine mögliche Indikation für diesen Wirkstoff.

____

b) Zu welcher Wirkstoffgruppe gehört dieser Wirkstoff?

____

c) Welche Beratungshinweise geben Sie der Kundin bei der Abgabe? Zählen Sie auf.

____

Aufgabe 10 Auffinden von Informationen

In welchem Gesetz, welcher Verordnung oder auf welcher Internetseite finden Sie Hilfe, um folgende Fragestellungen zu beantworten?

Nr.	Fragestellung	Hier kann ich nachlesen:
1.	Kann ein Chemiestudent den Botendienst für die Apotheke übernehmen?	
2.	Darf dieses apothekenpflichtige Arzneimittel für einen Erwachsenen zulasten der Krankenkasse verordnet werden?	
3.	Wie lange ist ein T-Rezept gültig?	
4.	Welcher Temperaturbereich ist für die Angabe „Raumtemperatur" akzeptabel?	
5.	Wie müssen die abgefüllten Kamillenblüten taxiert werden?	

Aufgabe 11 Verordnungsfähigkeit

Herr Schulz (geb. 03.05.1966) legt Ihnen ein Rezept mit folgender Verordnung vor:

ASS 100 mg 100 St 0 – 1 – 0 PZN 07402210
Diagnose: Zust. n. Apoplex

11a Darf das Medikament zulasten der Krankenkasse abgegeben werden? Begründen Sie.
Tipp: Wenn Sie die Antwort nicht auswendig wissen, schauen Sie in der OTC-Ausnahmeliste nach, die Sie in der Anlage 1 der Arzneimittelrichtlinie finden.

____

____

____

11b Wofür stehen die Buchstaben OTC? Welche Arzneimittel sind damit gemeint?

____

____

11c Erklären Sie in eigenen Worten, worum es sich bei der OTC-Ausnahmeliste handelt.

____

____

____

____

____

11d Welche allgemeingültige Regelung gibt es für die Verordnung von nicht verschreibungspflichtigen Arzneimitteln zulasten der gesetzlichen Krankenkasse?

____

____

____

____

____

____

____

JETZT WIRD'S KNIFFLIG!
Sogenannte „Lifestyle-Medikamente" können im Allgemeinen nicht zulasten der Krankenkasse verordnet werden. Erklären Sie den Begriff mit eigenen Worten und nennen Sie einige Beispiele.

Aufgabe 12 Preisberechnung

12a Füllen Sie die Lücken im folgenden Text.

Für verschreibungspflichtige Arzneimittel sind die Preise staatlich festgesetzt (sogenannte

______________________). Die Preisbildung ist in

der ____ (__________V) geregelt. Diese legt auf der Grundlage

des ______________________________________ (AEK) bestimmte Zuschläge fest, mit denen die Leistungen der Apotheken vergütet werden:

AEK

+ _____ Festaufschlag für Kosten der ______________________________

+ __________ Festaufschlag für die pharmazeutische ______________________________

+ __________ Festaufschlag zur Sicherstellung des______________________________

+ 19 % __________

+ gegebenenfalls Sondergebühren wie z. B. die ______________________________

____

enthalten. Bei Abgabe von Fertigarzneimitteln auf einem GKV-Rezept ermäßigt sich der Apothekenverkaufspreis für die gesetzlichen Krankenkassen durch den gesetzlichen Apothekenabschlag

(„__________________________") um __________ € für verschreibungspflichtige,

bzw. um _____ % des Apothekenverkaufspreises für ______________________________ Fertigarzneimittel.

Apothekenpflichtige Arzneimittel unterliegen nicht der

____ und können

von der Apotheke ____________________________ werden. Als Orientierung dient die vom

Hersteller vorgegebene ____ (UVP).

12b Berechnen Sie die Festpreise für folgende verschreibungspflichtige Arzneimittel:

- Simvastatin 20 mg; 100 Stück; AEK 3,12 €: ______________________________
- Ramipril 5 mg; 50 Stück; AEK 1,82 €: ______________________________
- Zytiga® 500 mg; 56 Stück; AEK 2862,27 €: ______________________________

Aufgabe 13 Unbekannte Nebenwirkungen

Frau Meyer betritt die Apotheke und klagt über Heiserkeit und Schluckbeschwerden. Weitere Hinweise auf eine mögliche Erkältung sind nicht zu erkennen. Sie berichtet, dass die Symptome erst bestehen, seit sie das neue Medikament gegen ihre chronischen Schmerzen einnimmt, das ihr der Arzt verordnet hat. In der Packungsbeilage können Sie keinen Hinweis auf diese unerwünschten Wirkungen finden.

13a Welche Vermutung haben Sie und was raten Sie der Kundin?

13b Welche Meldepflicht haben Sie in diesem Fall in der Apotheke?

13c Wo finden Sie das dafür nötige Formular?

SPIELEND WIEDERHOLT

Schülersalat

Anmerkung: Dieses Spiel funktioniert nur, wenn es eine feste und allen Schülern bekannte Sitzordnung in der Klasse gibt.
Vorbereitung: Zwei Schüler verlassen die Klasse und warten vor der Tür. Jeder der verbleibenden Schüler wählt für sich einen Begriff aus dem aktuell besprochenen Kapitel und schreibt diesen an die Tafel. Dann setzt er sich auf einen anderen Platz als sonst üblich. Achtung: Es dürfen keine Begriffe doppelt an der Tafel stehen.
Durchführung: Die beiden wartenden Schüler kommen ins Klassenzimmer zurück und nennen zwei der Begriffe, die an der Tafel stehen. Die Schüler, die diese Begriffe notiert haben, wechseln untereinander ihre Plätze.
Durch wiederholtes Aufrufen von Begriffen und Beobachten der daraus resultierenden Platzwechsel versuchen die ratenden Schüler herauszufinden, welcher Schüler welchem Begriff zugeordnet ist. Die ratenden Schüler dürfen sich dabei untereinander besprechen. Die platzwechselnden Schüler dürfen nicht kommentieren oder verraten, zu welchem Begriff sie „gehören".
Spielziel: Haben die ratenden Schüler herausgefunden, welchem Schüler welcher Begriff an der Tafel zugeordnet ist, können sie so lange gezielt die entsprechenden Begriffe aufrufen, bis jeder Schüler wieder an seinem gewohnten Platz in der Klasse sitzt.

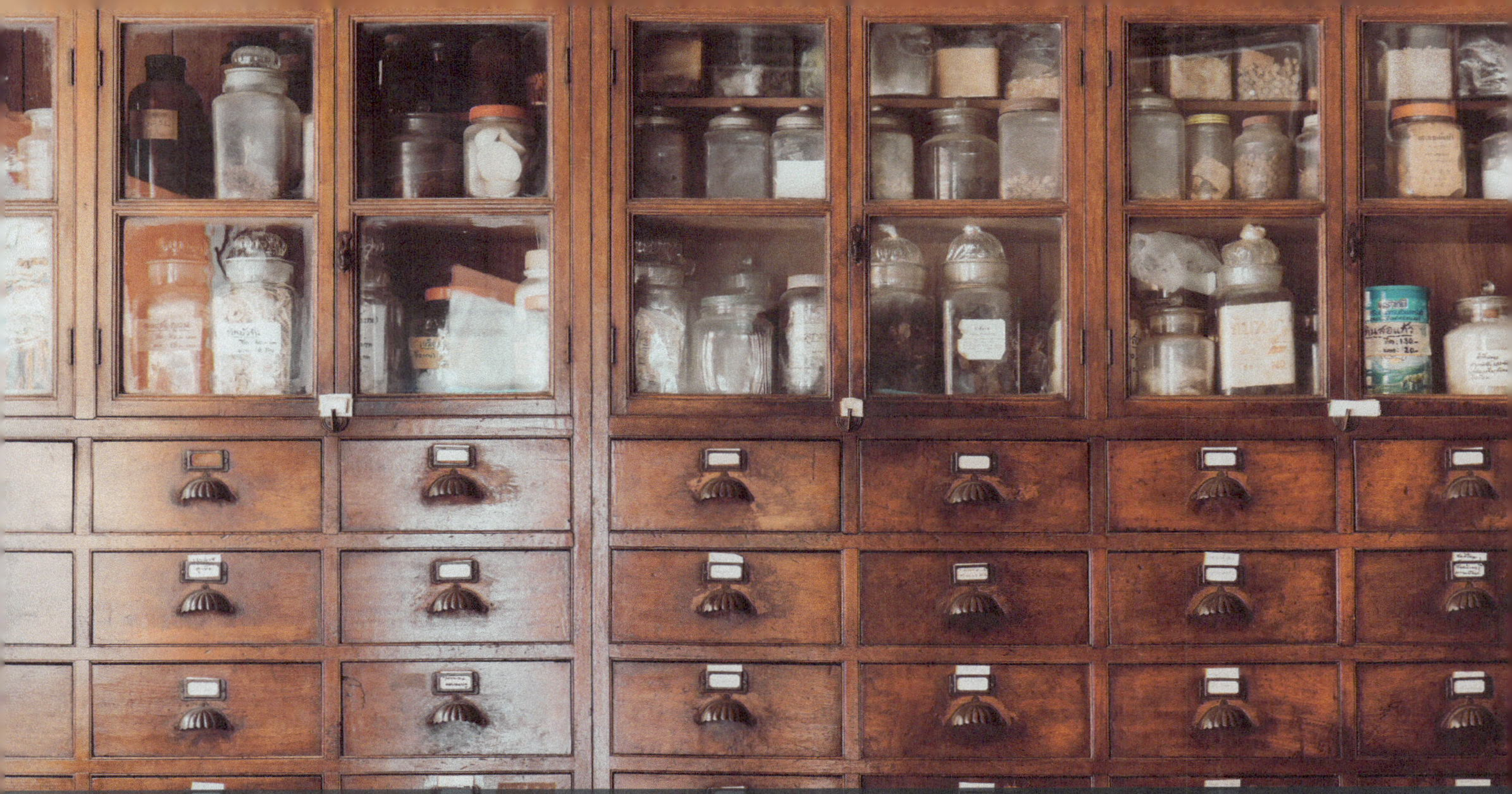

2 Besondere Arzneimittelgruppen

Überprüfen Sie sich selbst

Ich kann folgende Aufgaben lösen		Vollständig	Teilweise	Noch nicht
Aufgabe 1	Fehlerhafte Verordnungen	☐	☐	☐
Aufgabe 2	Das E-Rezept	☐	☐	☐
Aufgabe 3	Ausnahmen von Rabattverträgen	☐	☐	☐
Aufgabe 4	Rechtliche Vorschriften	☐	☐	☐
Aufgabe 5	Freistellung von der Verschreibungspflicht	☐	☐	☐

aha

2

GUT VERNETZT – SICHER GEMERKT

Beschreiben Sie folgende Begriffe und bringen Sie diese anschließend in einen logischen Zusammenhang, indem Sie auf Gemeinsamkeiten bzw. Gegensätze prüfen.
Rabattvertrag | Sonderkennzeichen | Reimport | Parallelimport | Einzelimport | Homöopathie | Notfallarzneimittel | Notfalldepot

Aufgabe 1 Fehlerhafte Verordnungen

Frau Schulz legt Ihnen am 1. Dezember 2022 ein Rezept vor, das im Hausbesuch für ihren Mann ausgestellt wurde. Auf dem Rezept haben sich gleich mehrere Fehler eingeschlichen.
Finden Sie die Fehler sowie die fehlenden Angaben und überlegen Sie, welche Möglichkeiten Sie haben, um die Verordnung dennoch beliefern zu können.

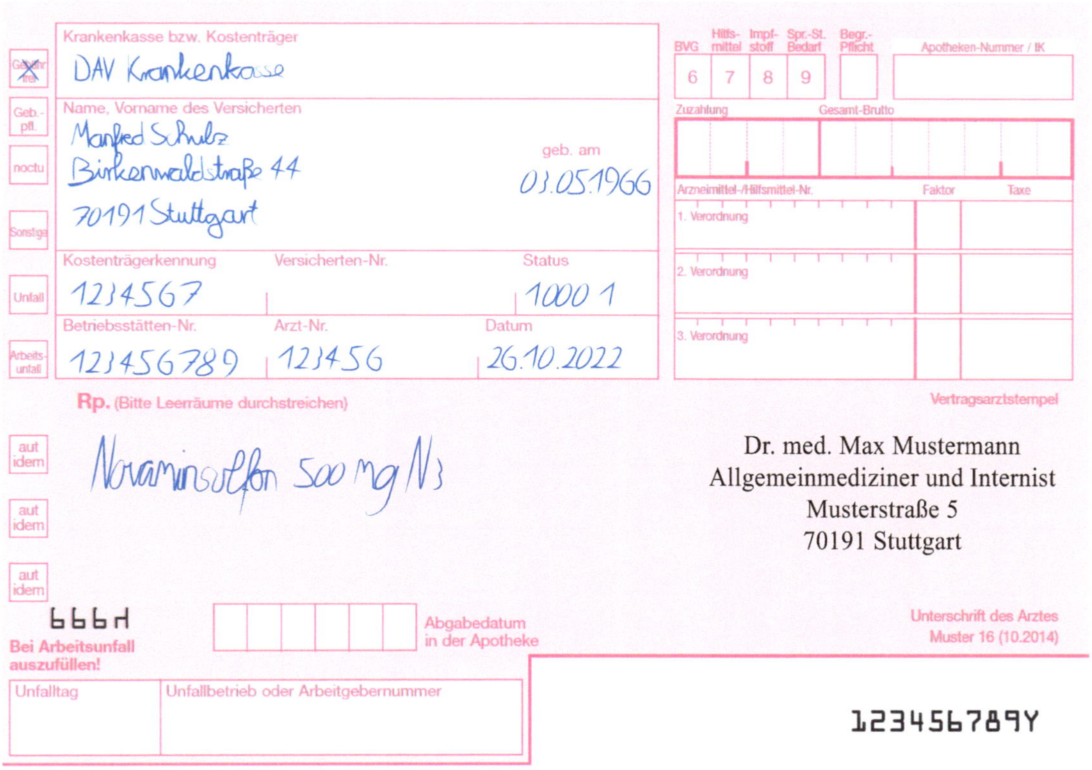

____

____

____

____

____

____

____

____

Aufgabe 2 Das E-Rezept

Mit Einführung des E-Rezepts tauchen neue Fragestellungen in der Apotheke auf.

2a Wie kann die Mehrfachverwendung eines E-Rezeptes ausgeschlossen werden? Erklären Sie.

____

____

____

2b Was ist mit dem Ausdruck zur Einlösung eines E-Rezeptes im Anschluss an die vollständige Belieferung zu tun?

____

____

2c Frau Maier löst in der Apotheke ihr E-Rezept ein. Sie sehen auf der Kundenkarte, dass sie bisher immer Metformin mit 500 mg bekommen hat. Dieses Mal ist jedoch die Wirkstärke 1000 mg verordnet, die Dosierung ist mit 1-1-1 gleich geblieben. Laut Frau Maier wurde beim Arztbesuch nicht über eine Dosiserhöhung gesprochen.

Wie handeln Sie? Begründen Sie Ihre Antwort.

a) Ich gebe Frau Maier die gewohnten Tabletten mit 500 mg – eine Korrektur „nach unten" ist auch ohne ärztliche Rücksprache möglich. Auf dem Rezept vermerke ich die Sonder-PZN „pharmazeutische Bedenken".
b) Frau Maier erhält von mir die verordneten Tabletten mit 1000 mg. Dazu sage ich ihr, dass sie die Tabletten halbieren soll.
c) Ich rufe in der Arztpraxis an, schildere die Situation und erbitte ein neues Rezept über Metformin 500 mg.

Begründung: ______________________________

____

____

____

____

2d Erklären Sie folgende Begriffe mit eigenen Worten:

a) Token: ______________________________

____

b) Makelverbot: ______________________________

____

c) Telematik-Infrastruktur: ______________________________

____

d) Heilberufsausweis: ______________________________

____

Aufgabe 3 Ausnahmen von Rabattverträgen

Bei der Belieferung von GKV-Rezepten sind Sie grundsätzlich an die Rabattverträge gebunden. Verschiedene Situationen erfordern aber Ausnahmen von dieser Regelung.

3a Eine Ausnahmemöglichkeit sind „pharmazeutische Bedenken“

a) Was versteht man unter diesem Begriff?

b) Nennen Sie drei konkrete Beispiele, bei denen sich pharmazeutische Bedenken ergeben:

-
-
-

c) Was müssen Sie in diesem Fall auf dem Rezept dokumentieren?

3b Ein Kunde verweigert das Rabattarzneimittel. Welche Möglichkeit haben Sie, um den Kunden mit dem gewünschten Arzneimittel zu versorgen? Erläutern Sie das Vorgehen stichpunktartig.

3c Das Rabattarzneimittel ist nicht verfügbar.

a) Nennen Sie zwei Möglichkeiten dafür, was mit „Nichtverfügbarkeit“ gemeint sein kann:

b) Wie müssen Sie bei der Suche nach einem alternativ abzugebenden Arzneimittel vorgehen?

c) Was müssen Sie in diesem Fall auf dem Rezept dokumentieren?

Aufgabe 4 Rechtliche Vorschriften

Sind die Behauptungen richtig oder falsch? Markieren Sie die entsprechenden Felder auf der gegenüberliegenden Seite. Bei richtiger Beantwortung ergibt sich ein Lösungsbild.

Nr.	Behauptung	richtig	falsch
1.	Die BtM-Dokumentation muss mindestens drei Jahre aufgehoben werden.	19	4
2.	Bei der Abgabe von Blutzubereitungen oder Zubereitungen aus anderen Stoffen menschlicher Herkunft muss die Charge dokumentiert werden.	9	21
3.	Homöopathische Arzneimittel unterliegen der Apothekenpflicht.	12	32
4.	Alle in der ApBetrO §15 Abs. 2 genannten Notfallarzneimittel müssen in der Apotheke vorrätig sein.	16	23
5.	Tierärzte besitzen das Dispensierrecht.	3	14
6.	Ein Importarzneimittel (VK </= 100€) gilt als preisgünstig, wenn es mindestens 15 % billiger ist als das Originalarzneimittel.	20	1
7.	Parallel-Importe werden in Deutschland produziert.	13	6
8.	Der „Preisanker" wird von der Krankenkasse festgesetzt und halbjährlich aktualisiert.	11	5
9.	Für ihren Arbeitsaufwand im Wunscharzneimittelverfahren darf die Apotheke 0,50€ zzgl. MwSt pro Rezept berechnen.	2	18
10.	Die Preisermittlung einer Rezeptur mittels Hilfstaxe nennt sich Retaxation.	29	31
11.	Rabattverträge gelten nur für gesetzliche Krankenkassen.	27	8
12.	OTC bezeichnet Arzneimittel, die apothekenpflichtig, aber nicht verschreibungspflichtig sind.	30	10
13.	Dermatologen dürfen keine Blutdrucksenker verschreiben.	25	7
14.	In dringenden Ausnahmefällen darf die Abgabe eines verschreibungspflichtigen Medikaments nach telefonischer Anordnung durch den Arzt erfolgen. Ein Rezept muss nachgereicht werden.	15	17
15.	Ein Kassenrezept ist 28 Tage lang gültig.	24	26
16.	Fehlt bei einem Fertigarzneimittel die Angabe der Menge, so darf die Verordnung nicht beliefert werden.	22	28

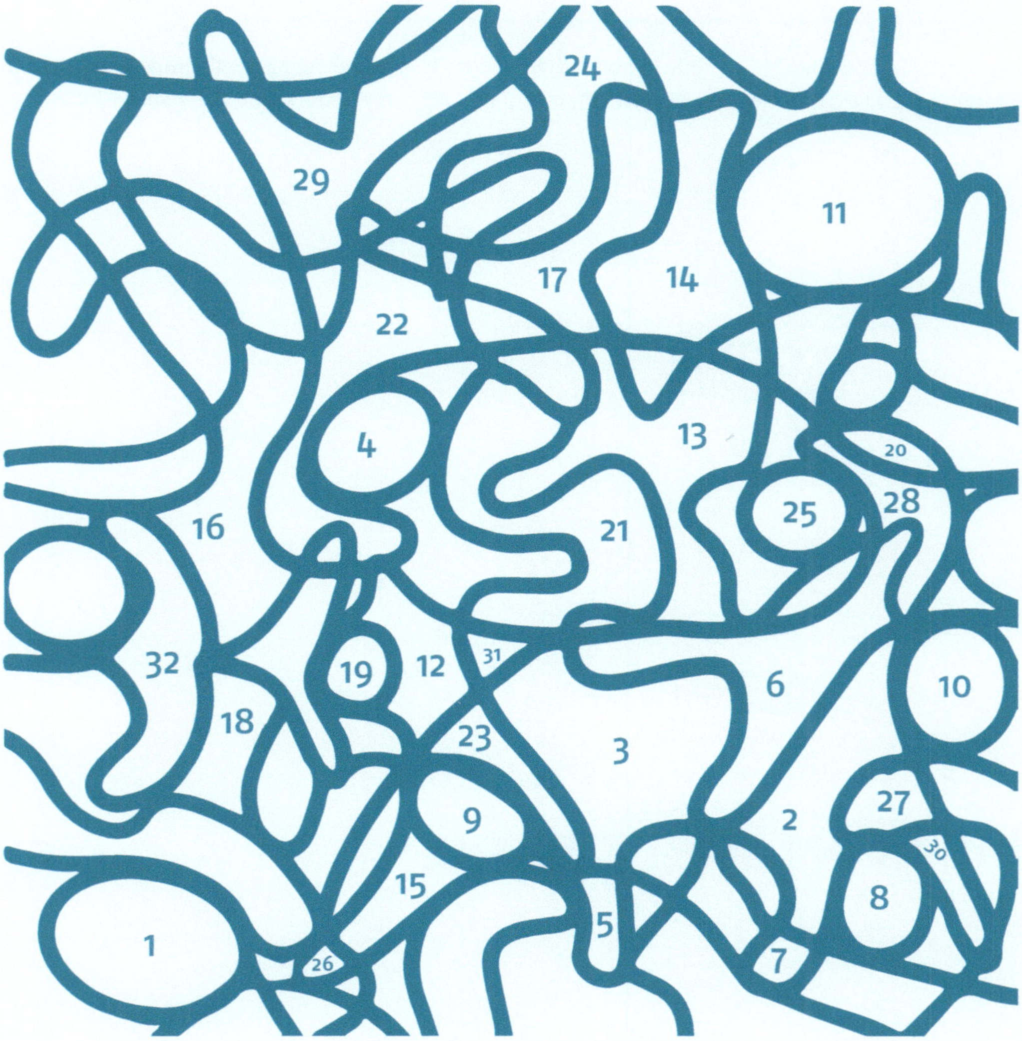

SPIELEND WIEDERHOLT

Autogrammstunde

Vorbereitung: Durchnummerierte Kärtchen werden mit je einer Frage zum Stoff des aktuellen Kapitels beschriftet. Die Anzahl der Kärtchen entspricht der Schüleranzahl.

Frage-Beispiele: Was ist ein Parallel-Import? Wie lange muss die BtM-Dokumentation aufbewahrt werden? Was ist der Preisanker?

Alle Schüler notieren auf einem Zettel die Zahlen 1–x (x=Anzahl der anwesenden Schüler).

Durchführung: Jeder Schüler erhält ein Kärtchen und macht sich zunächst mit der entsprechenden Frage bzw. deren Antwort vertraut. Anschließend laufen die Schüler durch das Klassenzimmer und stellen sich in Zweiergruppen die jeweiligen Fragen.

Kann der Schüler die Frage beantworten, erhält er bei der entsprechenden Nummer eine Unterschrift des Fragestellers. Kann er die Frage nicht beantworten, erhält er vom Fragesteller eine Erklärung und darf es später noch einmal versuchen.

Spielende

Das Spiel endet, wenn jeder Schüler alle Unterschriften gesammelt hat.

Aufgabe 5 Freistellung von der Verschreibungspflicht

Einige Wirkstoffe sind sowohl in apothekenpflichtigen als auch in verschreibungspflichtigen Fertigarzneimitteln enthalten. Erklären Sie jeweils mit einem Wort, wie der unterschiedliche Zulassungsstatus zustande kommt.

	Apothekenpflichtig	Verschreibungspflichtig	Begründung
A	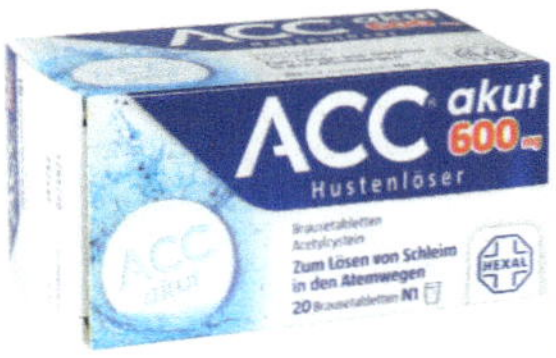	Acc 600 mg 20 Tabletten	
B	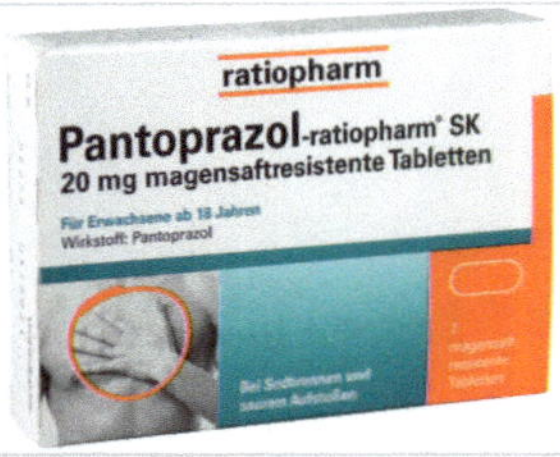	Pantoprazol 40 mg 100 magensaftresistente Tabletten	
C	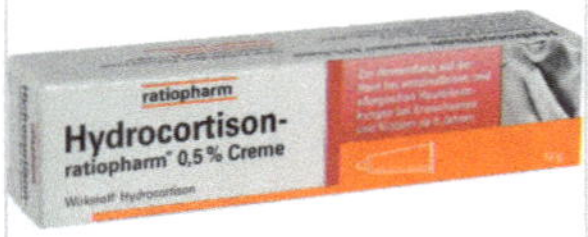	Hydrocortison 10 mg 20 Tabletten	
D	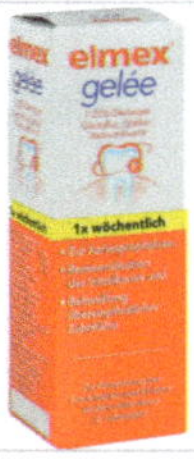 25 g	Elmex gelée 38 g	
E	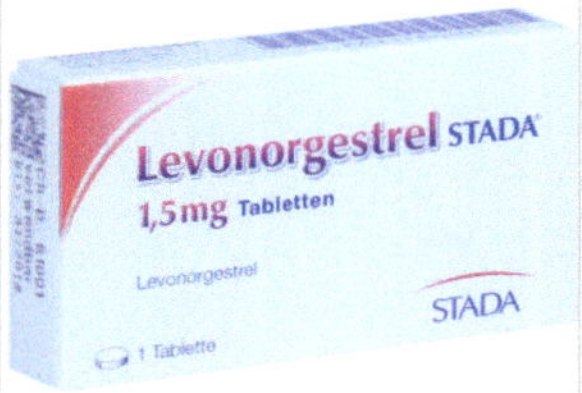	Levonorgestrel 0,03 mg 3 x 35 Tabletten	
F	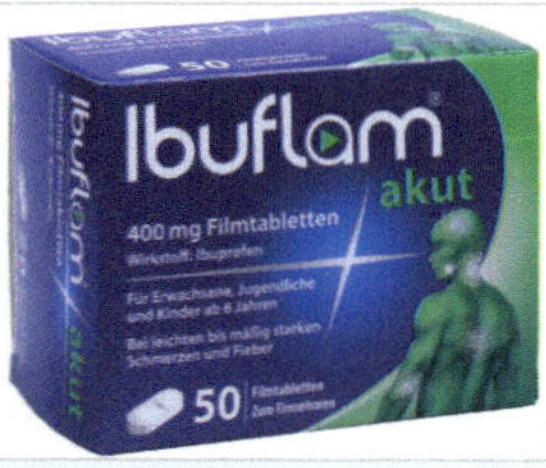	Ibuprofen 600 mg 10 Filmtabletten	

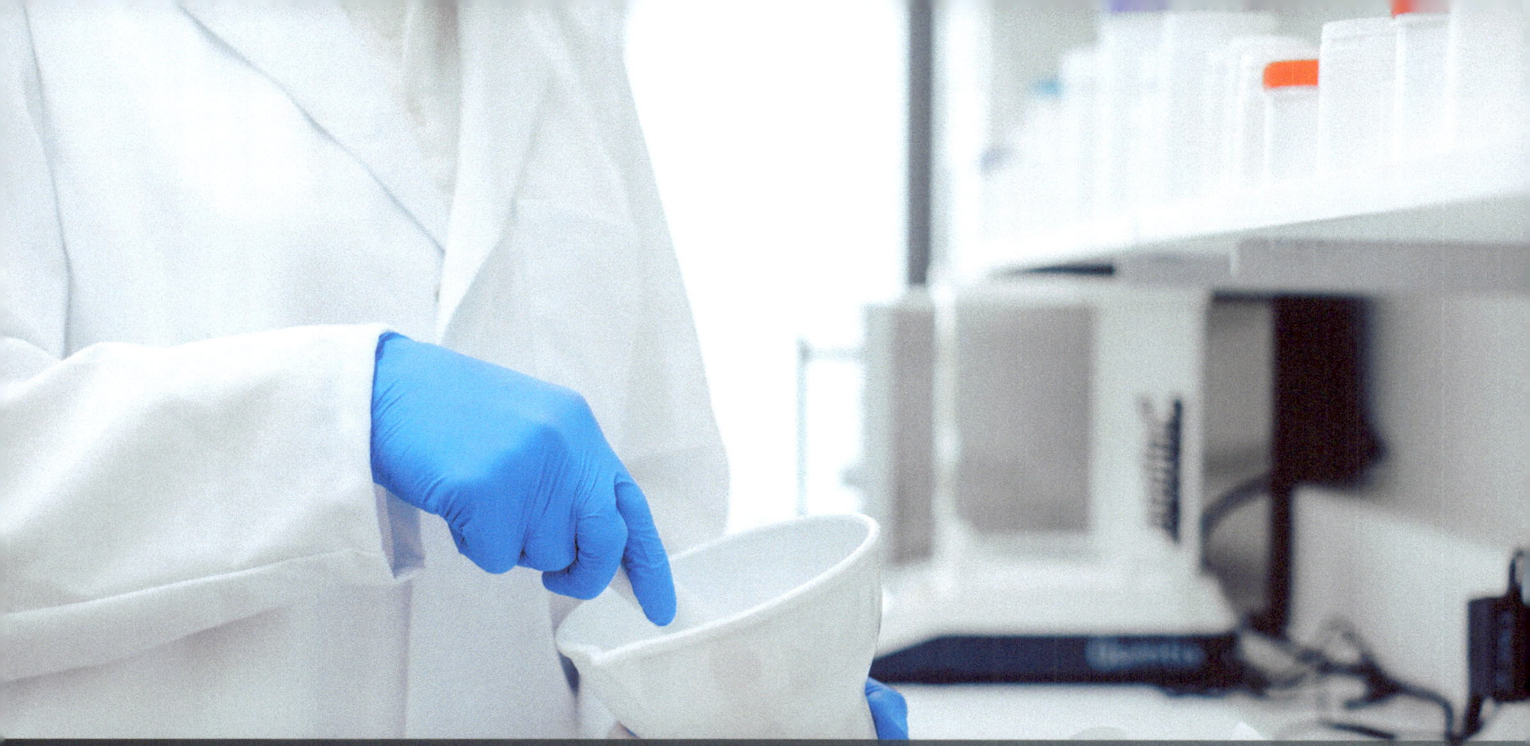

Herstellung und Prüfung von Arzneimitteln in der Apotheke 3

Überprüfen Sie sich selbst

Ich kann folgende Aufgaben lösen		Vollständig	Teilweise	Noch nicht
Aufgabe 1	Herstellung oder nicht?	☐	☐	☐
Aufgabe 2	Prüfung von Ausgangsstoffen	☐	☐	☐
Aufgabe 3	Prüfprotokoll	☐	☐	☐
Aufgabe 4	Rezepturherstellung	☐	☐	☐
Aufgabe 5	Plausibilitätsprüfung	☐	☐	☐
Aufgabe 6	Herstellungsanweisung und -protokoll	☐	☐	☐
Aufgabe 7	Haltbarkeitsangaben	☐	☐	☐
Aufgabe 8	Prüfung von Rezepturen	☐	☐	☐
Aufgabe 9	Rezeptur oder Defektur?	☐	☐	☐
Aufgabe 10	Fertigarzneimittelprüfung	☐	☐	☐
Aufgabe 11	Hunderterregel	☐	☐	☐
Aufgabe 12	Prüfung von Fertigarzneimitteln	☐	☐	☐
Aufgabe 13	Weitere Begriffe aus diesem Kapitel	☐	☐	☐

aha

GUT VERNETZT – SICHER GEMERKT

Beschreiben Sie folgende Begriffe und bringen Sie diese anschließend in einen logischen Zusammenhang, indem Sie auf Gemeinsamkeiten bzw. Gegensätze prüfen.
Rezeptur | Standardzulassung | Ausgangsstoff | Charge | Aufbrauchfrist | Defektur | Verfalldatum | GMP | Laufzeit | Bulkware

Aufgabe 1 Herstellung oder nicht?

Entscheiden Sie, ob es sich in folgenden Fällen um eine Herstellung nach §4 Arzneimittelgesetz handelt. Begründen Sie anschließend Ihre Antwort.

Nr.	Fallbeispiel	Herstellung	
		ja	nein
a)	Auf Kundenwunsch sollen Sie einen ärztlich verordneten Antibiotikatrockensaft zur Einnahme vorbereiten. Dafür ist die Zugabe von Leitungswasser erforderlich.	☐	☐
	Begründung:		
b)	Aus Captopril und Mannitol fertigen Sie auf ärztliche Verordnung hin 30 Captopril-Kapseln à 2,5 mg an.	☐	☐
	Begründung:		
c)	Eine Kundin wünscht 50 g einer Teemischung aus Pfefferminz- und Sennesblättern, Kamillenblüten und Bitteren Fenchelfrüchten.	☐	☐
	Begründung:		
d)	Sie erhalten ein Rezept über Levothyroxin-Natrium-Suspension 25 µg/ml. Diese besteht aus Levothyroxin-Natrium-Tabletten, Wasserfreiem Glycerol und Gereinigtem Wasser.	☐	☐
	Begründung:		
e)	Ein Kunde wünscht 20 g Wolff® Basiscreme. Sie füllen diese in eine Kruke ab.	☐	☐
	Begründung:		
f)	Für Pflegeheimbewohner verblistern Sie Arzneimittel in patientenbezogene, nicht wiederverwendbare Beutel.	☐	☐
	Begründung:		

Aufgabe 2 Prüfung von Ausgangsstoffen

2a Richtig oder Falsch? Entscheiden Sie, ob folgende Aussagen zutreffen. Bei korrekter Beantwortung ergibt sich ein Lösungswort.

Nr.	Behauptung	richtig	falsch
1.	Zur Herstellung benötigte Packmittel zählen zu den Ausgangsstoffen.	G	P
2.	Ist die Qualität „einwandfrei" entspricht der Ausgangsstoff den Angaben und Werten, die in den Arzneibuchmonographien bzw. dem DAC fixiert sind.	R	E
3.	Liegt dem Ausgangsstoff ein Prüfzertifikat bei, kann auf die Prüfung der Identität verzichtet werden.	H	Ü
4.	Ist kein Prüfzertifikat vorhanden, müssen Identität, Feinheit und Genauigkeit des Ausgangsstoffes geprüft werden.	A	F
5.	Die Prüfung muss mittels Prüfprotokoll dokumentiert werden.	U	L
6.	Prüfzertifikate und Prüfprotokolle sind 3 Jahre aufzubewahren.	T	N
7.	Bis zur Prüfung der Ausgangsstoffe können diese mit einem roten Punkt markiert in der Rezeptur gelagert werden.	E	G
Lösungswort: ______________________			

2b Korrigieren Sie die falschen Aussagen.

____

____

____

____

____

____

____

____

SPIELEND WIEDERHOLT

Begriffe umschreiben

Vorbereitung: Auf Kärtchen werden verschiedene Begriffe aus dem aktuell besprochenen Kapitel notiert. Die Kärtchen werden verdeckt gestapelt, die Klasse in zwei Teams geteilt.
Durchführung: Ein Schüler aus Team 1 tritt vor die Klasse, zieht ein Kärtchen und umschreibt den darauf stehenden Begriff, ohne diesen Begriff selbst zu verwenden. Beide Teams versuchen, den Begriff zu erraten. Das Team, das schneller ist, erhält die Karte. Danach tritt ein Schüler aus Team 2 vor die Klasse.
Spielende: Das Spiel endet, wenn der Kartenstapel aufgebraucht ist. Es gewinnt das Team, das die meisten Kärtchen sammeln konnte.
Beispielbegriffe: Charge, Aufbrauchfrist, Bulkware, Defektur, GMP, Laufzeit

Aufgabe 3 Prüfprotokoll

Finden Sie die Fehler in folgendem Prüfprotokoll und kennzeichnen Sie diese.

Prüfprotokoll

für Ausgangsstoffe, Behältnisse, Defekturarzneimittel nach §§ 6, 8, 11, 13 ApBetrO

Muster-Apotheke Maria und Michael Muster OHG Deutscher-Apotheker-Verlag-Str. 1 13245 Musterstadt

Untersucht wurde: Clotrimazol (mikrofein gepulvert)
ID 01276
Clotrimazolum (micronisatum), Chlordiphenylbenzylimidazol

Hersteller/Lief.: Caelo
PZN/Bestell-Nr.: 01882404
Eingangsdatum: 21.01.2022
Menge: 25,00 g 9,50 Euro
Verwendbar bis: 17.12.2025
Verfalldatum offen ausgewiesen.
Korrekturfaktor: 1,006
Hersteller Ch.-B.: 2000200920202
Prüfzertifikat: Caelo/Dr.Muster vom 17.12.2021

Leitmonographie: PH.EUR. 10.0
Prüfmonographie: PH.EUR.

Eigenschaft/Prüfmethode/Soll- oder Grenzwerte	Ergebnis
Weißes bis blassgelbes, mikrofeines Pulver.	Entspricht.
Praktisch unlöslich in Wasser, löslich in Dichlormethan und Ethanol 96%.	Enstpricht.
A: Schmelztemperatur (2.2.14): 141 bis 145°C	Entspricht.
C: DC: Fm.: konz. Ammoniak-Lsg.R1 - 1-PropanolR - ToluolR 0,5+10+90. Platte: DC-Platte mit Kieselgel F254R Prüflsg.: 50 mg Subst. in Ethanol96%R zu 5 ml lösen. Ref.-Lsg.: 50 mg authent. Clotrimazol (ggf. aus FertigAM) analog Prüflsg. Detektion: Lufttrocknung / Auswertung im UV 254 nm.	Entspricht.

Die Untersuchung wurde durchgeführt am 22.01.2022

Freigabe
Die Qualität der untersuchten Charge entspricht den vorgeschriebenen Anforderungen. Die Identität wurde nachgewiesen. Die Charge wird freigegeben am 22.01.2022 durch AA.

22.01.2022
Datum

A. Apoth
Verantwortliche(r): Anna Apothekerin (AA)

 Seite 1 von 1

Aufgabe 4 Rezepturherstellung

Finden Sie sechs Begriffe (Schritte), die für die Rezepturherstellung unerlässlich sind.
Hinweis: Die Begriffe können senkrecht, waagerecht sowie rückwärts angeordnet sein.

S	Z	G	H	K	B	K	L	R	X	O	L	Y	K	T	M	E	N	U	C	V
A	L	N	C	W	Z	P	L	H	J	H	O	H	B	X	Q	H	N	C	L	S
L	A	U	D	I	S	F	O	U	R	R	E	I	E	U	M	E	K	T	S	E
S	G	F	C	N	C	G	K	I	C	X	S	E	M	E	B	R	O	T	V	T
Q	L	E	O	B	D	K	O	G	Z	D	F	J	J	C	F	S	B	Y	M	L
X	Z	U	H	K	F	K	T	R	X	O	S	Y	K	T	W	T	N	E	C	S
R	J	R	P	U	L	N	O	S	O	N	T	D	V	R	G	E	M	M	V	K
O	X	P	Q	L	H	Y	R	X	M	G	Z	Q	Q	W	C	L	I	D	H	W
I	J	S	H	I	P	S	P	R	H	Y	F	N	S	D	W	L	T	U	E	I
S	O	T	G	F	H	T	S	K	D	A	F	B	D	Z	L	U	L	I	R	O
L	U	E	D	B	E	F	G	U	E	R	E	W	E	U	M	N	T	T	S	B
X	Y	A	E	R	Z	U	N	R	C	Q	F	F	H	R	H	G	X	L	T	D
R	V	T	S	M	C	P	U	R	M	W	E	X	S	N	U	S	O	H	E	L
S	M	I	Y	W	Z	K	L	E	J	C	O	H	C	X	Q	A	N	C	L	A
O	F	L	A	Z	O	N	L	I	T	M	F	M	X	R	Q	N	V	Y	L	X
J	S	I	T	Y	J	K	E	B	A	G	I	E	R	F	L	W	I	U	U	V
S	X	B	Z	E	P	J	T	A	A	L	U	O	B	E	I	E	R	W	N	M
G	Q	I	Y	F	E	R	S	A	R	U	O	N	G	V	X	I	Z	O	G	S
Y	V	S	B	M	N	P	R	U	T	G	N	V	J	Y	H	S	X	F	U	E
J	M	U	E	L	R	U	E	N	U	N	G	N	D	S	M	U	B	Q	M	C
L	L	A	N	E	R	P	H	X	L	B	J	P	S	D	Y	N	Y	M	X	F
F	U	L	M	X	Q	J	D	R	P	U	E	L	Z	E	L	G	X	C	D	G
I	N	P	R	O	Z	E	S	S	K	O	N	T	R	O	L	L	E	K	B	H
H	G	D	C	Y	C	G	T	I	C	Y	S	A	M	E	B	T	S	E	V	T

SPIELEND WIEDERHOLT

Wer bin ich?

Vorbereitung: Auf DIN-A5-Zettel werden verschiedene Rezeptursubstanzen (Wirkstoffe, Hilfsstoffe, Grundlagen) notiert.
Durchführung: Ein Schüler tritt vor die Klasse. Die Lehrkraft zeigt der Klasse den ersten Begriff (der ratende Schüler darf diesen nicht sehen). Der Schüler stellt nun Fragen, um den Begriff zu erraten. Dabei darf die Klasse nur mit „ja" oder „nein" antworten. Konnte er den Begriff erraten, erhält er einen Punkt und der nächste Schüler ist an der Reihe.

Aufgabe 5 Plausibilitätsprüfung

Beantworten Sie die folgenden Fragen:

a) Welchen Zweck verfolgt die Plausibilitätsprüfung?

____

____

b) Welche Fragen sind im Laufe der Plausibilitätsprüfung zu klären? Zählen Sie diese auf.

____

____

____

____

____

____

____

c) Was ist zu tun, wenn die unter b) genannten Fragen im Rahmen der Plausibilitätsprüfung nicht eindeutig oder nicht zufriedenstellend beantwortet werden konnten?

____

d) In welchen Fällen kann auf die Durchführung der Plausibilitätsprüfung verzichtet werden?

____

____

____

Aufgabe 6 Herstellungsanweisung und -protokoll

Herstellungsanweisung oder -protokoll? Ordnen Sie die folgenden Angaben dem richtigen Dokument zu. Verwenden Sie dafür z. B. farbige Markierungen.

a) Charge/Prüfnr. der Ausgangsstoffe	b) Ergebnisse der Inprozesskontrollen
c) Hinweis auf Plausibilitätsprüfung	d) Aufbrauchfrist
e) Name des Kunden/Patienten	f) Benötigte Ausrüstung
g) Notwendige Inprozesskontrollen	h) Name des verordnenden Arztes
i) Festlegung des Primärpackmittels	j) Notwendige Rechenwege
k) Einwaage der Ausgangsstoffe (Ist und Soll)	l) Maßnahmen zur Vorbereitung des Arbeitsplatzes
m) Ergriffene Hygienemaßnahmen	n) Freigabe durch Apotheker
o) Unterschrift von herstellender Person und Apotheker	p) Festlegung der Herstellungstechnik

Aufgabe 7 Haltbarkeitsangaben

Laufzeit, Verfalldatum, Aufbrauchfrist oder Anwendungsdauer? Ordnen Sie folgenden Fallbeschreibungen die richtige Haltbarkeitsangabe zu. Doppelnennung ist möglich.

Nr.	Fallbeschreibung	Bezeichnung
a)	Auf einer Kruke mit einer rezepturmäßig hergestellten Salbe steht „Verwendbar bis: 10.09.2022".	
b)	Auf der Verpackung einer soeben gelieferten Rezepturgrundlage steht „Verwendbar bis: 05/2023".	
c)	Auf einer rezepturmäßig hergestellten Lösung steht „maximal für vier Wochen anwenden".	
d)	Haltbarkeit nach Anbruch.	
e)	Haltbarkeit vor Anbruch.	

Aufgabe 8 Prüfung von Rezepturen

Beantworten Sie die folgenden Fragen stichpunktartig:

a) Erklären Sie wie eine Rezeptur zu prüfen ist.

b) Wie ist die Prüfung der Rezeptur zu dokumentieren?

Aufgabe 9 Kennzeichnung von Rezepturen

Finden Sie die Kennzeichnungsfehler auf folgendem Etikett und korrigieren Sie diese.

Wollwachsalkoholcreme

Für Manfred Schulz
Zur äußerlichen Anwendung

Wollwachsalkoholsalbe	10,0 g
Aqua purificata	10,0 g

Verwendbar bis 02.08.2022

Ginkgo-Apotheke
Inh. Dörte Heldig

Aufgabe 10 Rezeptur oder Defektur?

Entscheiden Sie, ob die nachstehenden Aussagen für Rezepturen oder Defekturen gelten und markieren Sie anschließend die entsprechenden Felder im untenstehenden Raster. Bei richtiger Beantwortung ergibt sich ein Lösungsbild.

Nr.	Aussage	Rezeptur	Defektur
a)	Wird im Voraus hergestellt (bis max. 100 abgabefertigen Packungen).	60	75
b)	Die Laufzeit muss nur in besonderen Fällen auf dem Etikett angegeben werden.	24	4
c)	Wird für einen bestimmten Patienten hergestellt, sobald ein Rezept oder eine Einzelanfrage vorliegt.	69	84
d)	Anstelle eines Verfalldatums kann auch ein Nachprüfdatum in der Herstellungsanweisung enthalten sein.	45	28
e)	Eine organoleptische Prüfung ist nach der Herstellung meist ausreichend.	51	15
f)	Die Lagerungsbedingungen sind in der Herstellungsanweisung anzugeben.	66	82
g)	Wird unter anderem mit Chargennummer gekennzeichnet.	10	27
h)	Die Herstellung erfordert ein funktionierendes Qualitätsmanagementsystem.	16	12
i)	Wird mit dem Namen des Patienten gekennzeichnet.	55	29
j)	Plausibilitätsprüfungen sind meistens notwendig.	72	54
k)	Die Ausbeute muss im Herstellungsprotokoll angegeben sein.	13	49
l)	Ein Prüfprotokoll ist nicht notwendig.	50	76
m)	Die Freigabe findet oft auf dem Herstellungsprotokoll statt.	80	83

44	4	75	80	50	5	85	65	20	62	79	43	39	41	25	2	70
21	17	55	64	12	81	32	71	9	68	18	1	52	30	73	31	47
37	8	51	82	27	45	15	28	29	59	60	53	22	67	7	16	36
19	10	74	66	54	40	23	72	24	84	33	63	38	35	42	48	56
6	58	24	13	76	83	3	69	26	49	77	14	46	57	11	61	78

Aufgabe 11 Hunderterregel

Beantworten Sie die folgenden Fragen:

a) Welchen Vorteil bietet die „Hunderterregel“?

____

b) Welche Voraussetzungen müssen für die Gültigkeit dieser Regel erfüllt sein? Zählen Sie diese auf.

____

____

____

____

____

____

Aufgabe 12 Prüfung von Fertigarzneimitteln

Richtig oder falsch? Entscheiden Sie ob folgende Aussagen zutreffen und korrigieren Sie anschließend die falschen Behauptungen.

Nr.	Behauptung	richtig	falsch
1.	Fertigarzneimittel, die in der Apotheke hergestellt wurden, sind stichprobenweise zu prüfen.	☐	☐
2.	Zur Prüfung müssen Primärverpackungen stets geöffnet werden.	☐	☐
3.	Täglich muss ein Fertigarzneimittel geprüft werden.	☐	☐
4.	Der Erstöffnungsschutz (securPharm) darf zu diesem Zweck beschädigt werden.	☐	☐
5.	Die Prüfungsergebnisse sind auf der Packung zu dokumentieren.	☐	☐
6.	Medizinprodukte sind analog zu Fertigarzneimitteln zu prüfen.	☐	☐
7.	Auffälligkeiten sind dem Großhandel zu melden.	☐	☐

Aufgabe 13 Weitere Begriffe aus diesem Kapitel

Lösen Sie das Kreuzworträtsel.

1. Fertiges Arzneimittel in einer nicht für den Endverbraucher bestimmten Verpackung.
2. Verfahren, um bestimmte Arzneimittel von der Zulassungspflicht freizustellen.
3. Im Voraus hergestelltes Arzneimittel in einer für den Endverbraucher bestimmten Verpackung.
4. Regeln zur Qualitätssicherung von Produktionsabläufen bei der Herstellung von Arzneimitteln (Abkürzung).
5. Patientenbezogene, manuelle Neuverpackung von Fertigarzneimitteln für bestimmte Einnahmezeitpunkte in wiederverwendbaren Behältnissen.
6. Spezielles Verfahren als Voraussetzung für das rechtmäßige Inverkehrbringen homöopathischer Arzneimittel ohne Indikation.
7. Menge eines Arzneimittels, die in einem Herstellungsgang hergestellt bzw. abgepackt wurde.
8. Patientenbezogene, manuelle oder maschinelle Neuverpackung von Fertigarzneimitteln in nicht wieder verwendbaren Behältnissen.

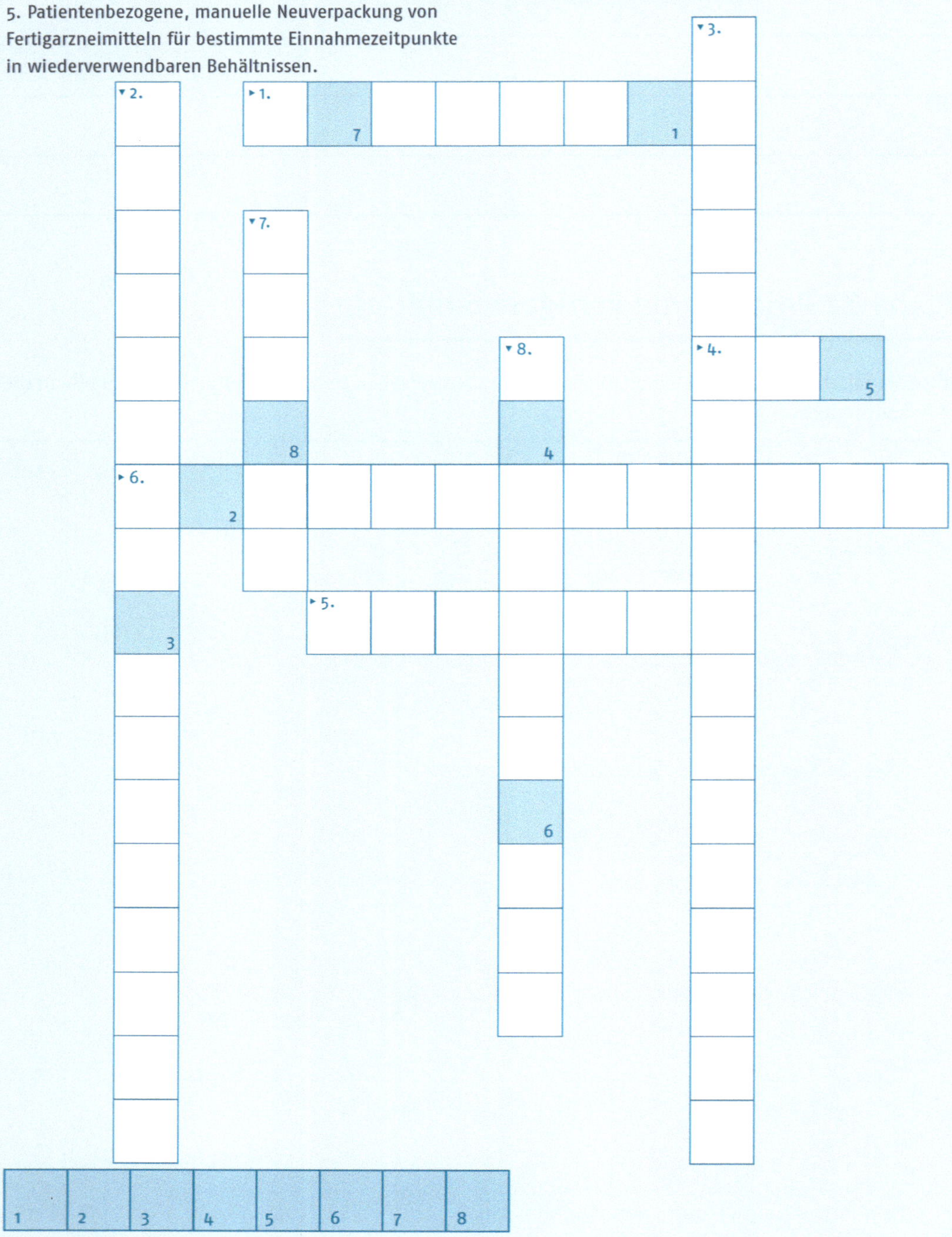

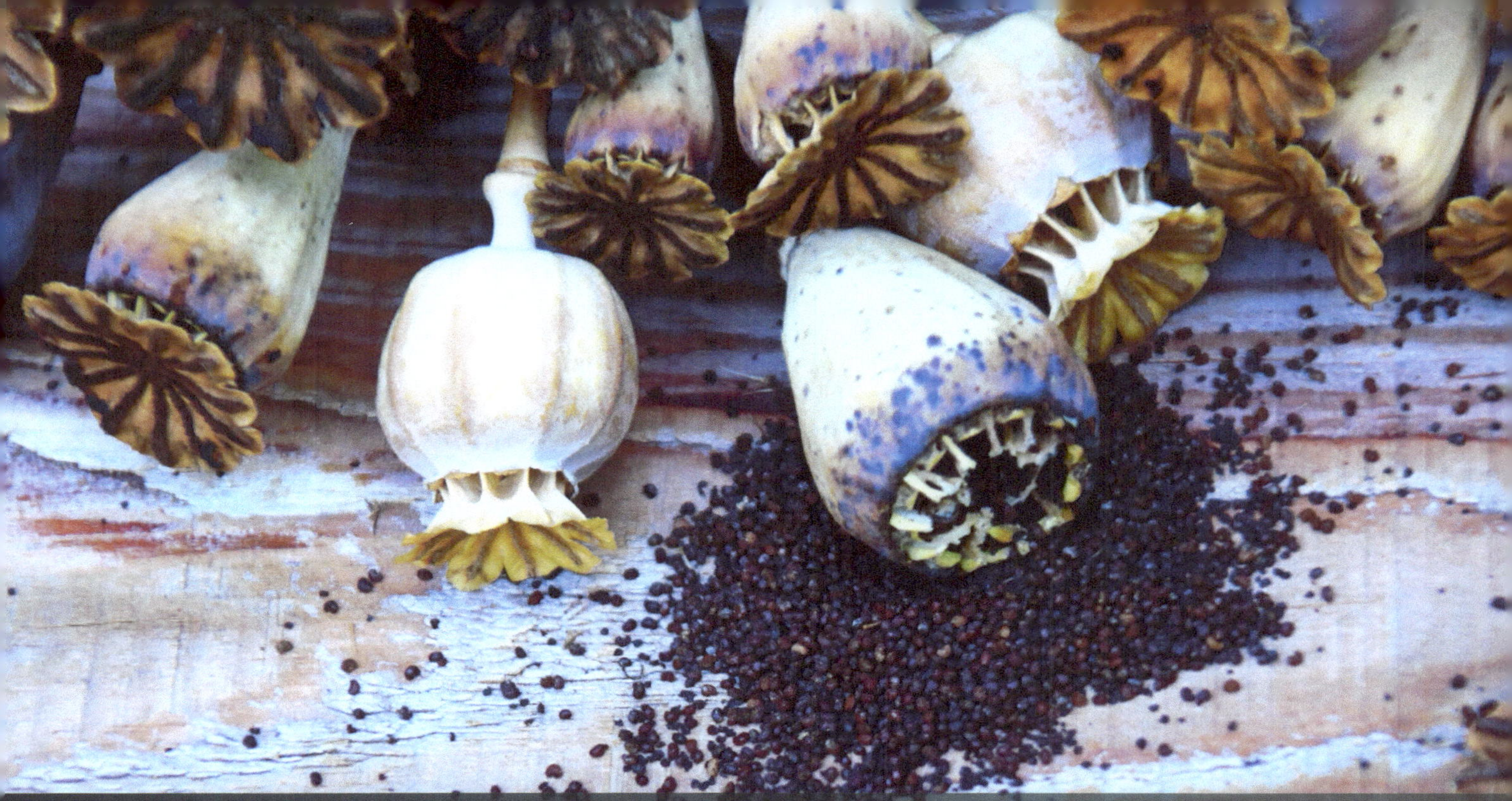

Umgang mit Betäubungsmitteln 4

Überprüfen Sie sich selbst

Ich kann folgende Aufgaben lösen		Vollständig	Teilweise	Noch nicht
Aufgabe 1	Allgemeines zu Betäubungsmitteln	☐	☐	☐
Aufgabe 2	Einteilung von Betäubungsmitteln	☐	☐	☐
Aufgabe 3	Cannabis	☐	☐	☐
Aufgabe 4	Erlaubnis für den BtM-Verkehr	☐	☐	☐
Aufgabe 5	Erwerb, Lagerung und Abgabe	☐	☐	☐
Aufgabe 6	BtM-Rezept	☐	☐	☐
Aufgabe 7	Höchstmengen berechnen	☐	☐	☐
Aufgabe 8	Substitution	☐	☐	☐
Aufgabe 9	Welcher Rechtstext ist der richtige?	☐	☐	☐

aha

GUT VERNETZT – SICHER GEMERKT

Beschreiben Sie folgende Begriffe und bringen Sie diese anschließend in einen logischen Zusammenhang, indem Sie auf Gemeinsamkeiten bzw. Gegensätze prüfen.

Substitution | verkehrsfähig | Betäubungsmittel | Take-Home | ausgenommene Zubereitung | Sichtbezug | verschreibungsfähig | BtM-Kartei | Abgabe-Beleg-Verfahren

Aufgabe 1 Allgemeines zu Betäubungsmitteln

1a Definieren Sie den Begriff „Betäubungsmittel (BtM)".

____

____

1b Nennen Sie drei Verordnungen, die den Verkehr mit Betäubungsmitteln regeln. Erläutern Sie anhand je eines Beispiels, was im jeweiligen Rechtstext geregelt wird.

- ______________________________

  ____
- ______________________________

  ____
- ______________________________

  ____

Aufgabe 2 Einteilung von Betäubungsmitteln

2a Erläutern Sie, wie sich die drei Anlagen des Betäubungsmittelgesetzes (BtMG) voneinander unterscheiden.

____

____

____

____

____

____

____

____

2b Erklären Sie, was man unter einer ausgenommenen Zubereitung versteht.

____

____

____

____

4

2c Entscheiden Sie, ob die folgenden Abgaben erlaubt sind. Geben Sie außerdem die Nummer der jeweils geltenden Anlage der BtM-Verschreibungsverordnung an.

Hinweis: Diese Aufgabe kann unter Zuhilfenahme der entsprechenden Rechtstexte aus dem Internet gelöst werden.

Nr.	Fall	Erlaubt?	Anlage
a)	Ein Kunde wünscht Opium Globuli D 30. Ein Rezept hat er nicht.		
b)	Ein Patient soll zur Substitution Buprenorphin erhalten. Ihnen liegt dafür ein BtM-Rezept vor.		
c)	Ein pharmazeutischer Unternehmer möchte Cannabisharz (Haschisch) zur Herstellung von Medikamenten erwerben.		
d)	Ein Arzneimittelhersteller möchte Ethylamphetamin als Ausgangsstoff beziehen.		
e)	Ein Kunde legt Ihnen ein rosa Rezept über Codein Weichkapseln 30 mg vor.		
f)	Ein Kunde legt Ihnen ein rosa Rezept über Cannabisblüten vor.		
g)	Ein Kunde wünscht Dihydrocodein-Tropfen mit 10 mg Wirkstoff je 1 g Lösung. Er legt dafür ein rosa Rezept vor.		
h)	Ein Kunde benötigt Fentanyl-Pflaster. Er hat sein rosa Rezept dabei.		
i)	Zur Herstellung eines Neuroleptikums benötigt ein pharmazeutisches Unternehmen Psilocybin (Halluzinogen aus bestimmten Pilzen).		
j)	Ein Kunde wünscht Methamphetamin. Er legt Ihnen dafür ein BtM-Rezept vor.		
k)	Die Substitutionsbehandlung eines Patienten soll in der Apotheke auf ärztliche Verordnung hin künftig mit Diamorphin erfolgen.		
l)	Ein Kunde wünscht Diazepam 20 mg Tabletten. Er legt Ihnen dafür ein rosa Rezept vor.		
m)	Ein Kunde wünscht Tilidin Retard-Tabletten 100 mg kombiniert mit 8 mg Naloxon. Er legt Ihnen dafür ein rosa Rezept vor.		

JETZT WIRD'S KNIFFLIG!

In Anlage II des BtMG findet sich folgender Teilsatz: „ … ausgenommen in Zubereitungen, die ohne einen weiteren Stoff der Anlagen I bis III bis zu 2,5 vom Hundert oder je abgeteilte Form bis zu 100 mg Ethylmorphin, berechnet als Base, enthalten." Erklären Sie stichpunktartig, was mit diesem Satz gemeint ist.

Aufgabe 3 Cannabis

Ergänzen Sie die Lücken in folgendem Text:

Arzneimittel mit Cannabis dürfen in Deutschland auf Betäubungsmittelrezepten verschrieben werden, sofern es sich dabei um Cannabis-basierte

______________________, ______________________

oder ______________________ in standardisierter Qualität sowie Arzneimittel mit den

isolierten Wirkstoffen ______________________ oder ______________________ handelt.

Neben dem psychoaktiven Inhaltsstoff ______________________

spielt auch das möglicherweise beruhigend wirkende ______________________
im Apothekenalltag immer wieder eine Rolle. Der rechtliche Status von CBD ist derzeit jedoch

______________________.

Als Arzneimittel ist CBD ____________ fähig und auf einem ____________ Rezept

verordnungsfähig. Dies ist durch die Aufführung in der ______________________

____

rechtlich geregelt. Ein Beispiel für eine entsprechende Rezeptur ist die

______________________ NRF ____________.

Aufgabe 4 Erlaubnis für den BtM-Verkehr

Entscheiden Sie, ob die folgenden Vorgänge einer Erlaubnis durch das BfArM bzw. die Bundesopiumstelle bedürfen (✓= ja, ✗ = nein).

	✓	✗
1. Eine Apotheke möchte BtM der Anlagen II von einem Hersteller erwerben.	☐	☐
2. Ein pharmazeutisches Unternehmen möchte künftig Fentanyl-Pflaster herstellen.	☐	☐
3. Eine Apotheke wird verkauft. Die Betäubungsmittel sollen an den Nachfolger übergeben werden.	☐	☐
4. Ein pharmazeutisches Unternehmen möchte codeinhaltige Hustentropfen (einprozentig) herstellen.	☐	☐
5. Aufgrund eines Lieferengpasses möchte eine Apotheke eine Packung Ritalin 10 mg an eine Nachbarapotheke weitergeben.	☐	☐
6. Eine Apotheke möchte eine ausgenommene Zubereitung herstellen.	☐	☐
7. Eine Apotheke möchte Cannabis zur medizinischen Verwendung anbauen.	☐	☐
8. Eine Apotheke möchte ein falsch geliefertes Betäubungsmittel an den Lieferanten zurückschicken.	☐	☐

Aufgabe 5 Erwerb, Lagerung und Abgabe

5a Beantworten Sie die folgenden Fragen:

1. Wo sind Betäubungsmittel in der Apotheke zu lagern und warum?

2. Welche Angaben sind in einer BtM-Kartei (analog oder digital) zu dokumentieren? Zählen Sie diese auf.

3. Wie lange sind die Dokumente im Zusammenhang mit Erwerb, Abgabe und Vernichtung von BtM aufzubewahren?

5b Tragen Sie für die folgenden Fälle den Weg der Dokumente mit Hilfe von farbigen Pfeilen in das Schaubild ein (verwenden Sie je Dokument eine Farbe).

a) Ein Großhändler liefert ein Betäubungsmittel an eine Apotheke.
b) Ein Arzt verschreibt einem Patienten ein Betäubungsmittel. Der Patient erwirbt das Arzneimittel anschließend in der Apotheke.

Verwenden Sie folgende Dokumente

Lieferscheindoppel | Teil I BtM-Rezept | Empfangsbestätigung | Lieferschein | Teil II BtM-Rezept | Abgabemeldung | Teil III BtM-Rezept

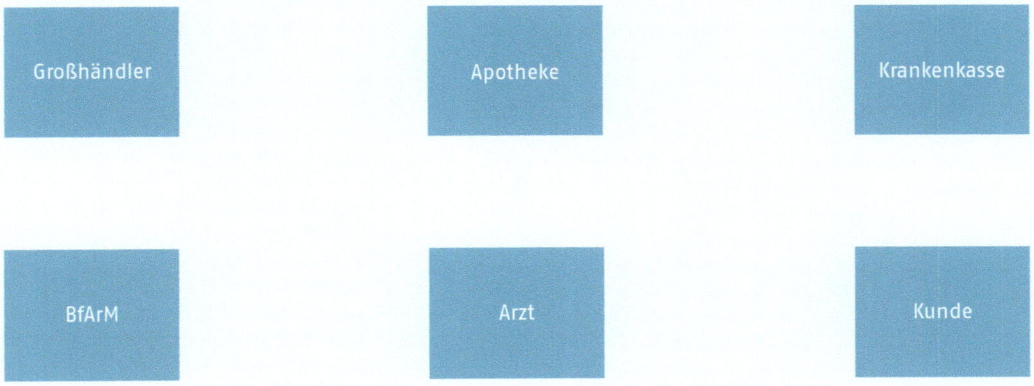

SPIELEND WIEDERHOLT

Betäubungsmittelverkehr

Vorbereitung: Sieben Zettel werden mit je einem der folgenden Begriffe versehen: Abgabemeldung, Empfangsbestätigung, Lieferschein, Lieferscheindoppel, Teil I BtM-Rezept, Teil II BtM-Rezept, Teil III BtM-Rezept.

Durchführung: Es werden Gruppen à fünf Personen gebildet und folgende Rollen verteilt: Großhändler, Apotheke, Kunde/Filialapotheke, Bundesopiumstelle, Krankenkasse. Nun spielen die Gruppenmitglieder den Betäubungsmittelverkehr in verschiedenen Situationen gemeinsam durch und reichen die notwendigen Dokumente an die entsprechenden Institutionen/Personen weiter.

- Situation 1: Die Apotheke erhält vom Großhändler ein Betäubungsmittel.
- Situation 2: Ein Arzt verschreibt seinem Patient ein BtM, welches dieser in der Apotheke erwerben möchte.
- Situation 3: Ein BtM wird von der Apotheke an den Großhändler zurückgeschickt.
- Situation 4: Ein BtM wird von der Hauptapotheke an eine Filialapotheke übergeben.

Aufgabe 6 BtM-Rezept

6a Hausarzt Dr. Mustermann möchte Sina Schulz Ritalin 10 mg Tabletten N1 verordnen. Ergänzen Sie das folgende BtM-Rezept. Verwenden Sie, wo nötig, fiktive Angaben und schauen Sie gegebenenfalls online im Beipackzettel nach. Markieren Sie anschließend die laut § 9 BtMVV notwendigen Angaben farbig.

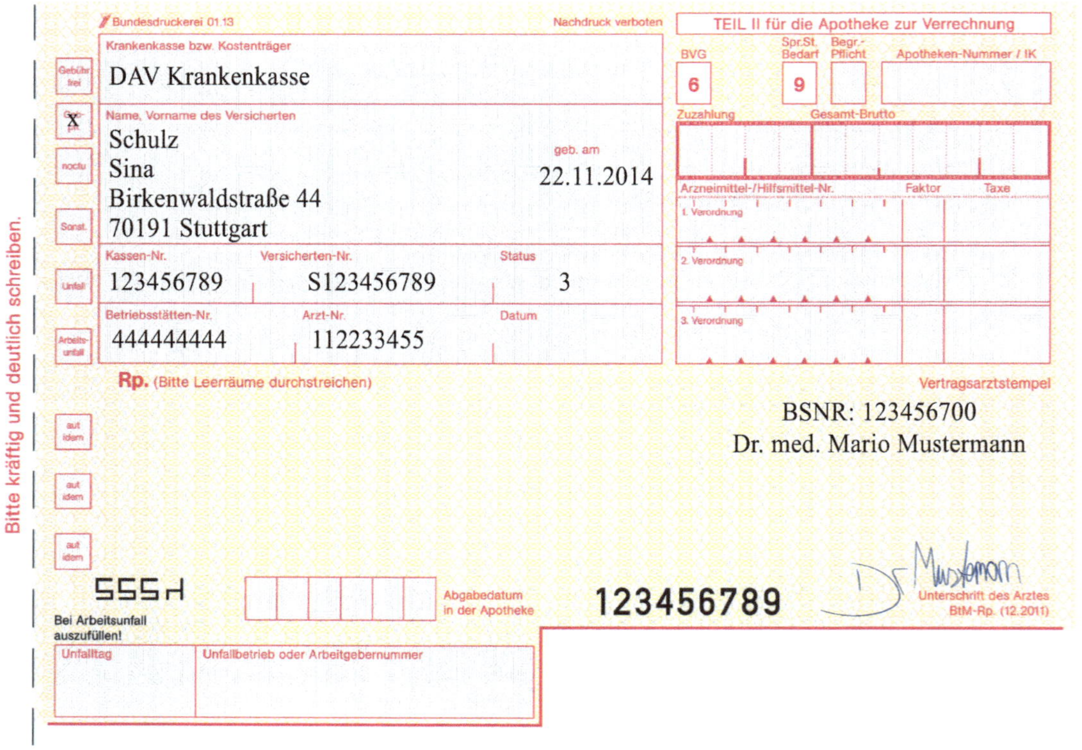

Bitte kräftig und deutlich schreiben.

Bundesdruckerei 01.13 Nachdruck verboten

TEIL II für die Apotheke zur Verrechnung

Krankenkasse bzw. Kostenträger: DAV Krankenkasse

BVG: 6 | Spr.St. Bedarf: 9 | Begr.-Pflicht | Apotheken-Nummer / IK

Gebühr frei | Geb.-pfl.: X | noctu | Sonst. | Unfall | Arbeitsunfall

Name, Vorname des Versicherten: Schulz, Sina, Birkenwaldstraße 44, 70191 Stuttgart — geb. am 22.11.2014

Zuzahlung | Gesamt-Brutto

Arzneimittel-/Hilfsmittel-Nr. | Faktor | Taxe

1. Verordnung | 2. Verordnung | 3. Verordnung

Kassen-Nr.: 123456789 | Versicherten-Nr.: S123456789 | Status: 3

Betriebsstätten-Nr.: 444444444 | Arzt-Nr.: 112233455 | Datum

Rp. (Bitte Leerräume durchstreichen)

aut idem | aut idem | aut idem

Vertragsarztstempel

BSNR: 123456700

Dr. med. Mario Mustermann

5554

Abgabedatum in der Apotheke

123456789

Unterschrift des Arztes

BtM-Rp. (12.2011)

Bei Arbeitsunfall auszufüllen!

Unfalltag | Unfallbetrieb oder Arbeitgebernummer

6b Bestimmte Buchstaben-Kürzel auf BtM-Verschreibungen kennzeichnen Sonderfälle. Zählen Sie diese Buchstaben auf.

____

____

6c Richtig oder Falsch? Entscheiden Sie ob folgende Aussagen zutreffen und korrigieren Sie anschließend die Fehler.

Nr.	Behauptung	richtig	falsch
1.	Mit „H" gekennzeichnete Rezepte dürfen die Höchstverschreibungsmenge übersteigen.	☐	☐
2.	Tierärzte dürfen Fentanyl-Pflaster verordnen.	☐	☐
3.	Ein mit „N" gekennzeichnetes Rezept darf niemals auch das Sonderkennzeichen „S" tragen.	☐	☐
4.	Ist ein BtM-Rezept unvollständig, darf es nach ärztlicher Rücksprache korrigiert werden.	☐	☐
5.	Bei Verwendung des Kennzeichens „A" können Zahnärzte ausnahmsweise mehr als die in der BtMVV aufgeführten Höchstmengen verordnen.	☐	☐
6.	Ein BtM-Rezept mit dem Kennzeichen „N" ist umgehend zu beliefern.	☐	☐
7.	Ein am 11.03.2022 ausgestelltes BtM-Rezept darf am 18.03.2022 noch beliefert werden.	☐	☐

Aufgabe 7 Höchstmengen berechnen

Berechnen Sie, wie viele Dosen ein Arzt von folgenden Betäubungsmitteln auf einem BtM-Rezept (bzw. innerhalb 30 Tagen) maximal verordnen darf. Nutzen Sie hierfür den entsprechenden Rechtstext.

a) Methylphenidat-HCl-ratiopharm 54 mg Retardtabl. (entspricht 46,7 mg Methylphenidat)
b) Hydromorphon Aristo 24 mg Retardtabl.(entspricht 21,28 mg Hydromorphon)
c) Buprenorphin AL 70 µg/h transd. Pfl. 40 mg/Pfl.
d) Fentanyl-1A Pharma 100 µg/h Matrixpfl. 23,12 mg/Pfl.

Aufgabe 8 Substitution

8a Welche Stoffe dürfen zur Substitution verwendet werden? Streichen Sie unzutreffende Begriffe durch.

Diamorphin	Oxycodon	Codein
Methylphenidat	Levomethadon	Fentanyl
Opium	Dronabinol	Buprenorphin
Methadon	Bromazepam	Tilidin
Diazepam	Morphin	Piritramid

8b Welche Aussage ist falsch? Entscheiden Sie.

1. Substitutionsmittel
   a) … sind Betäubungsmittel.
   b) … dienen der medizinischen Behandlung einer Abhängigkeit.
   c) … werden in erster Linie verordnet um die Beschaffungskriminalität zu reduzieren.
2. Substitutions-Rezepte …
   a) … sind stets mit „Z“ gekennzeichnet.
   b) … sind stets mit „S“ gekennzeichnet.
   c) … sind für intravenöse Anwendungen nicht erlaubt.
3. Werden Take-Home-Substitutionsmittel in der Rezeptur hergestellt
   a) … sind sie in kindersichere Mehrdosenbehältnisse zu verpacken.
   b) … muss die intravenöse Applikation durch gezielte Maßnahmen verhindert werden.
   c) … bringt der Patient das entsprechende Rezept dafür in der Regel selbst mit.
4. Die unmittelbare Einnahme des Substitutionsmittels in der Apotheke
   a) … wird auch „Sichtbezug“ genannt.
   b) … ist wirkstoffbezogen zu dokumentieren.
   c) … findet nur nach Abschluss einer Vereinbarung mit dem verordnenden Arzt statt.
5. Das Substitutionsmittel darf dem Patienten
   a) … für zwei Tage pro Woche mitgegeben werden, wenn das Rezept die Kürzel „S“ und „Z“ trägt.
   b) … für max. sieben Tage mitgegeben werden, wenn das Rezept die Kürzel „T“ und „S“ trägt und die genaue Anzahl der Tage angegeben ist.
   c) … für bis zu zwei Tage mitgegeben werden, wenn das Rezept die Kürzel „S“ und „A“ trägt.
6. Für einen Urlaubsaufenthalt können ausnahmsweise auch mehr Tagesdosen verschrieben werden. Dies ist
   a) … höchstens für 30 Tage möglich.
   b) … ohne weitere Maßnahmen möglich.
   c) … nur unter der Angabe der Kürzel „S“ und „T“ auf dem BtM-Rezept möglich.

Aufgabe 9 Welcher Rechtstext ist der richtige?

Während Ihres Praktikums treten folgende Situationen auf. Sie sind sich bei der Beurteilung nicht ganz sicher und möchten daher im entsprechenden Rechtstext nachschlagen. Ordnen Sie den Fällen den entsprechenden Rechtstext zu.

Nr.	Fallbeispiel	Passender Rechtstext
1.	Sie erhalten ein BtM-Rezept über Fentanyl-Pflaster von einem Zahnarzt.	
2.	Sie wollen wissen, ob Cyclobarbital vom Arzt als BtM verordnet werden kann.	
3.	Sie erhalten von einem Arzt ein BtM-Rezept über eine Cocain-Lösung für den Praxisbedarf.	
4.	Sie sind sich nicht sicher, ob die Angaben auf dem Lieferschein, den sie vom Großhändler erhalten haben, vollständig sind.	
5.	Sie wollen wissen, was bei der Vernichtung von BtM konkret zu beachten ist.	
6.	Sie entdecken auf einem BtM-Rezept einen Fehler und wollen wissen, ob Sie diesen in der Apotheke selbst korrigieren dürfen.	
7.	Ihre Apotheke möchte ein BtM an eine Apotheke in der Schweiz schicken.	
8.	Eine Pflegefachkraft eines Heimes will ein BtM-Rezept für einen Heimbewohner einlösen.	
9.	Ein Tierarzt verordnet auf einem BtM-Rezept Amfetamin und Buprenorphin.	
10.	Sie wollen wissen, ob Propiram ein Betäubungsmittel ist.	

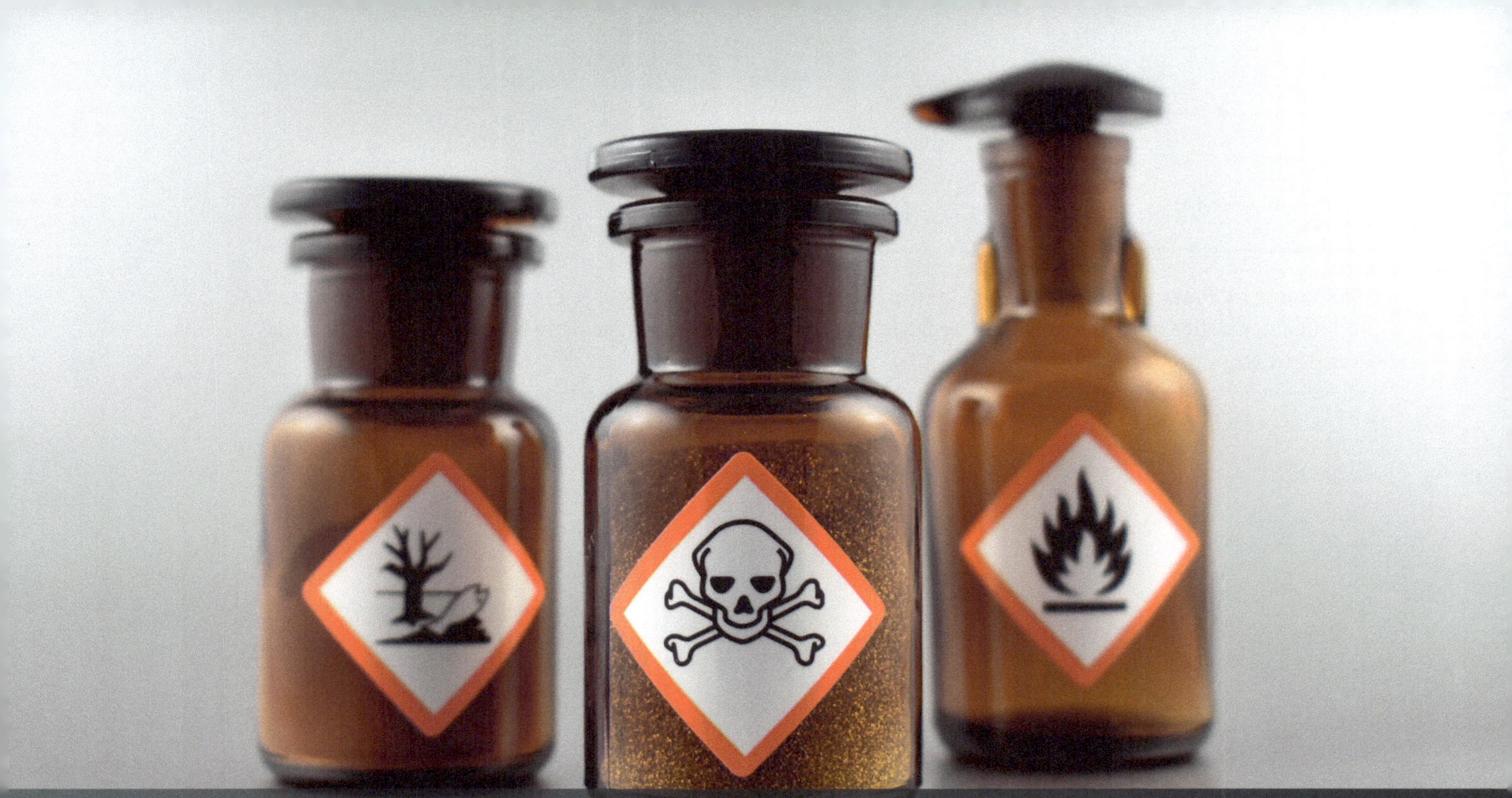

5 Umgang mit Gefahrstoffen

Überprüfen Sie sich selbst

Ich kann folgende Aufgaben lösen		Vollständig	Teilweise	Noch nicht
Aufgabe 1	Gesetze und Verordnungen	☐	☐	☐
Aufgabe 2	Begriffe des Gefahrstoffrechts	☐	☐	☐
Aufgabe 3	Sicherheitsdatenblätter	☐	☐	☐
Aufgabe 4	Anforderungen an Gefäße	☐	☐	☐
Aufgabe 5	Kennzeichnung von Gefahrstoffen	☐	☐	☐
Aufgabe 6	Sachkundenachweis	☐	☐	☐
Aufgabe 7	Identitätsfeststellung	☐	☐	☐
Aufgabe 8	Kennzeichnung in Labor und Rezeptur	☐	☐	☐
Aufgabe 9	Lagerung von Gefahrstoffen	☐	☐	☐
Aufgabe 10	Abgabe von Gefahrstoffen in der Praxis	☐	☐	☐

GUT VERNETZT – SICHER GEMERKT

Beschreiben Sie folgende Begriffe und bringen Sie diese anschließend in einen logischen Zusammenhang, indem Sie auf Gemeinsamkeiten bzw. Gegensätze prüfen.
Endverbleibserklärung | GHS | TRGS | H-Sätze | Sicherheitsdatenblatt | BAK-Farbcode | Sicherheitshinweise | Signalwort | Sachkundenachweis | Gefahrenpiktogramm

aha

Aufgabe 1 Gesetze und Verordnungen

Für den Umgang mit Gefahrstoffen sind mehrere Gesetze und Verordnungen zu beachten. Nennen Sie die zu den Beschreibungen passenden (Rechts-)Texte.

a) Dient der Kontrolle des Verkehrs mit Stoffen, die als Ausgangsstoffe oder Hilfsmittel für die Drogensynthese verwendet werden.

____

b) Regelt die Registrierung, Bewertung, Zulassung und Beschränkung von Chemikalien auf europäischer Ebene.

____

c) Regelt europaweit den Umgang mit Stoffen und Gemischen, die zur Herstellung von Explosivstoffen verwendet werden können.

____

d) Regelt die Einstufung, Kennzeichnung und Verpackung von Gefahrstoffen auf europäischer Ebene.

____

e) Regelt auf nationaler Ebene was bei der Abgabe von Gefahrstoffen zu beachten ist und umfasst unter anderem Abgabeverbote und Dokumentationspflichten.

____

f) Regelt die praktische Umsetzung der Gefahrstoffverordnung und gibt detaillierte Hinweise zum konkreten Umgang mit Gefahrstoffen.

____

g) Regelt auf nationaler Ebene Arbeitsschutzmaßnahmen und Verbote für schwangere und stillende Frauen beim Umgang mit Gefahrstoffen.

____

h) Regelt unter anderem die Erstellung von Gefährdungsbeurteilungen und des Gefahrstoffverzeichnisses sowie die jährlichen Unterweisungspflichten durch den Arbeitgeber auf nationaler Ebene.

____

i) Stellt die gesetzliche Grundlage für die Gefahrstoffverordnung und die Chemikalien-Verbotsverordnung dar.

____

Aufgabe 2 Begriffe des Gefahrstoffrechts

2a Ergänzen Sie die folgende Definition für Gefahrstoffe nach der GefStoffV.

Gefahrstoffe sind ____________________ und ____________________, die

1. … den Kriterien der ____________-Verordnung entsprechen (Beispiel: ____________________). Darunter fallen Stoffe von denen ____________________ ____________________ Gefahren, ____________________ gefahren, ____________________ gefahren oder Gefahren für ____________________ ausgehen.

2. … ____________________ fähig sind.

3. … normalerweise ____________________ sind, bei deren ____________________ und ____________________ jedoch Stoffe nach Nr. 1 oder 2 entstehen oder freigesetzt werden können (Beispiel: ____________________).

4. … normalerweise ____________________ sind, jedoch durch die spezielle Verwendung am ____________________ eine Gesundheitsgefahr für ____________________ darstellen können (Beispiel: ____________________).

5. … ____________________ aufweisen.

2b Was bedeutet die Abkürzung „STOT einm. 1“? Erklären Sie in diesem Zusammenhang den Unterschied zwischen „Gefahrenklasse“ und „Gefahrenkategorie“.

2c Im Folgenden sehen Sie ein Etikett eines Gefahrstoffs. Markieren Sie die darin enthaltenen Kennzeichnungsbestandteile.

Verwenden Sie folgende Begriffe

Signalwort | Sicherheitshinweise | Gefahrenpiktogramm | Gefahrenhinweise | P-Sätze | H-Sätze

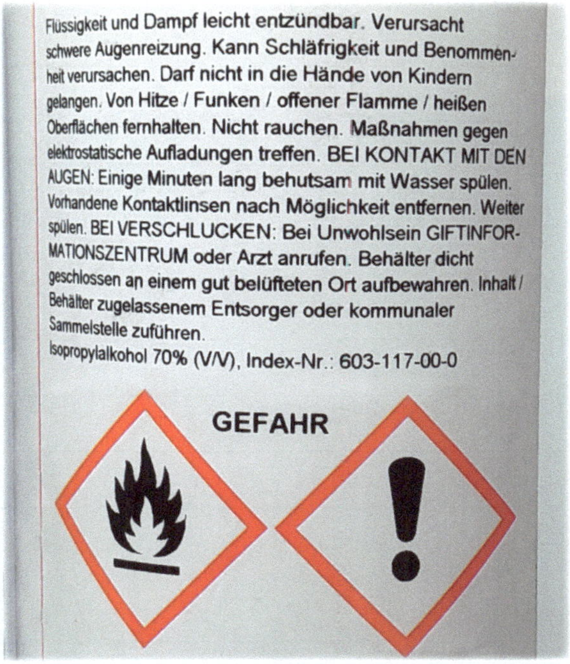
Flüssigkeit und Dampf leicht entzündbar. Verursacht schwere Augenreizung. Kann Schläfrigkeit und Benommenheit verursachen. Darf nicht in die Hände von Kindern gelangen. Von Hitze / Funken / offener Flamme / heißen Oberflächen fernhalten. Nicht rauchen. Maßnahmen gegen elektrostatische Aufladungen treffen. BEI KONTAKT MIT DEN AUGEN: Einige Minuten lang behutsam mit Wasser spülen. Vorhandene Kontaktlinsen nach Möglichkeit entfernen. Weiter spülen. BEI VERSCHLUCKEN: Bei Unwohlsein GIFTINFORMATIONSZENTRUM oder Arzt anrufen. Behälter dicht geschlossen an einem gut belüfteten Ort aufbewahren. Inhalt / Behälter zugelassenem Entsorger oder kommunaler Sammelstelle zuführen.
Isopropylalkohol 70% (V/V), Index-Nr.: 603-117-00-0
GEFAHR

2d Das gleiche Produkt wie in **2c** wird von einem anderen Hersteller anders gekennzeichnet. In welchen Angaben dürfen die Etiketten sich unterscheiden? Begründen Sie.

____

____

____

____

____

____

____

2e Weshalb sind einige Begriffe im Etikett aus **2c** in Großbuchstaben dargestellt?

____

____

____

____

____

Aufgabe 3 Sicherheitsdatenblätter

3a Weshalb sind Sicherheitsdatenblätter für Sie als pharmazeutisches Personal wichtig?

3b Wann müssen Apotheken Sicherheitsdatenblätter an Kunden ausgeben?

3c Welche Informationen müssen Sicherheitsdatenblätter enthalten? Nennen Sie sechs wichtige Beispiele.

3d Ein Hersteller informiert Sie über die Aktualisierung eines Sicherheitsdatenblatts. Was ist in der Apotheke nun zu tun?

Aufgabe 4 Anforderungen an Gefäße

4a Nennen Sie fünf Anforderungen, die Gefahrstoff-Gefäße erfüllen müssen.

4b Wann sind kindersichere Verschlüsse für Gefahrstoffe notwendig?

Aufgabe 5 Kennzeichnung von Gefahrstoffen

5a Im Folgenden finden Sie ein Etikett eines Rohrreinigers aus dem Supermarkt. Welche notwendigen Angaben fehlen bzw. welche Angaben sind nicht korrekt? Finden Sie fünf Fehler.

Torpedo Rohrreiniger Pulver
Inhaltsstoffe: Natriumhydroxid, Hilfsstoffe
EG-Nummer: 215-185-5

Verursacht schwere Verätzungen der Haut und schwere Augenschäden. Kann gegenüber Metallen korrosiv sein. Darf nicht in die Hände von Kindern gelangen. Vor Gebrauch Kennzeichnungsetikett lesen. Keinen Kontakt mit Wasser zulassen. Schutzhandschuhe/Schutzkleidung/Augenschutz/Gesichtsschutz tragen. Bei Berührung mit der Haut (oder dem Haar): Alle kontaminierten Kleidungsstücke sofort ausziehen. Haut mit Wasser abwaschen/duschen. Bei Kontakt mit den Augen: Einige Minuten lang behutsam mit Wasser spülen. Vorhandene Kontaktlinsen nach Möglichkeit entfernen. Weiter spülen.

Firma Rohrig Rohrerweg 1 , 12345 Rohrhausen | Tel.: 0123 /45678

Inhalt:500 g

5b Wie muss das Etikett beschaffen sein? Nennen Sie drei Anforderungen.

Aufgabe 6 Sachkundenachweis

Für die Abgabe einiger Chemikalien ist ein Sachkundenachweis erforderlich.

6a Müssen PTA und Apotheker eine gesonderte Prüfung für den Sachkundenachweis absolvieren? Begründen Sie Ihre Antwort.

6b In welchen Abständen muss der Sachkundenachweis erneuert werden? Was ist dafür notwendig?

6c Für welche dieser Fälle ist ein Sachkundenachweis erforderlich?

Nr.	Fall-Beschreibung	Sachkunde notwendig?
A	Ein Unternehmen möchte Chemikalien ausschließlich für Forschungseinrichtungen anbieten.	
B	Ein Baumarkt möchte ein Produkt mit dem Hinweis „Erwärmung kann Brand oder Explosion verursachen" ins Sortiment aufnehmen.	
C	Ein Gartencenter möchte Produkte mit dem Symbol „Totenkopf mit gekreuzten Knochen" verkaufen.	
D	Eine Drogerie möchte eine Scheuermilch mit dem Signalwort „Achtung" und dem Ausrufezeichen-Symbol abgeben.	

6d Welche besonderen Voraussetzungen sind bei der Abgabe von Chemikalien, die einer Sachkunde nach ChemVerbotsV bedürfen, zu erfüllen?

6e Was ist zu tun, wenn die zuvor genannten Punkte nicht (mit Sicherheit) erfüllt werden?

Aufgabe 7 Identitätsfeststellung

7a Bei der Abgabe welcher Stoffe ist in der Apotheke die Identität des Erwerbers festzustellen?

7b Wie ist bei der Abgabe der in **7a** genannten Stoffe an Privatpersonen vorzugehen?

Aufgabe 8 Kennzeichnung in Labor und Rezeptur

8a Welche fünf Angaben müssen auf einem Gefahrstoff-Standgefäß vorhanden sein?

____

____

8b Wenn es die Gefährdungsbeurteilung zulässt, ist eine vereinfachte Kennzeichnung möglich. Zählen Sie die dann notwendigen Angaben auf.

____

8c Welchen Zweck verfolgt der BAK-Farbcode? Geben Sie auch an, wofür die jeweiligen Farben stehen.

____

____

____

____

____

Aufgabe 9 Lagerung von Gefahrstoffen

Ergänzen Sie die Lücken im folgenden Text.

Eine Verwechslung von Gefahrstoffen mit ____________, ______________ und ______________________ ist zwingend zu verhindern, weshalb Gefahrstoffe nicht in ________________________ gelagert werden dürfen. Darüber hinaus müssen oxidierende Stoffe wie zum Beispiel Kaliumpermanganat soweit wie möglich von ________________ oder ________________ Stoffen entfernt gelagert werden.
Um zu verhindern, dass sie durch ein Verschütten in die Augen gelangen, dürfen __________ Stoffe nicht ________________________ gelagert werden. Zudem sollte darauf geachtet werden, dass Säuren bzw. Laugen, die Dämpfe freisetzen, in __________________ Gefäßen aufbewahrt werden.
Um den Zugriff durch nicht fachkundige Personen zu verhindern, müssen bestimmte Stoffe ______________________________ aufbewahrt werden.

Dies gilt zum Beispiel für ________________ (Kategorie 1, 2 oder 3), ______________________________ (Kategorie 1), ______________ (Kategorie 1A oder 1B) oder ____________________ (Kategorie 1A oder 1B) Stoffe.

Ferner sollten entzündbare Flüssigkeiten nur in ________________ Gefäßen aufbewahrt werden. Für die Aufbewahrung kleinerer Mengen sind dennoch zum Beispiel __________________________-gefäße erlaubt.

Aufgabe 10 Abgabe von Gefahrstoffen in der Praxis

Im Folgenden finden Sie Situationen aus der Apothekenpraxis. Entscheiden Sie, ob die Abgabe der gewünschten Gefahrstoffe jeweils möglich ist und ob spezielle Anforderungen zu beachten sind.

Nr.	Situation	Abgabe erlaubt?	Spezielle Anforderungen
A	Ein 16-Jähriger wünscht eine Chemikalie. Als Sie diese holen, entdecken Sie das Piktogramm „Flamme über Kreis".		
B	Eine Privatperson wünscht einen CMR Stoff der Kategorie 1B.		
C	Ein Kunde wünscht 10 ml Methanol.		
D	Ein Labor bestellt bei Ihnen Chloroform zu Analysenzwecken.		
E	Ein Hobbyjäger wünscht 30%ige Wasserstoffperoxid-Lösung.		
F	Zu Reinigungszwecken wünscht ein Kunde 20 ml Aceton.		
G	Ein Student benötigt für einen Versuch in seiner Garage 10%ige Salpetersäure.		
H	Ein Kunde wünscht Kaliumpermanganat.		
I	Eine Doktorandin möchte im Auftrag ihres Instituts 20%ige Schwefelsäure erwerben.		

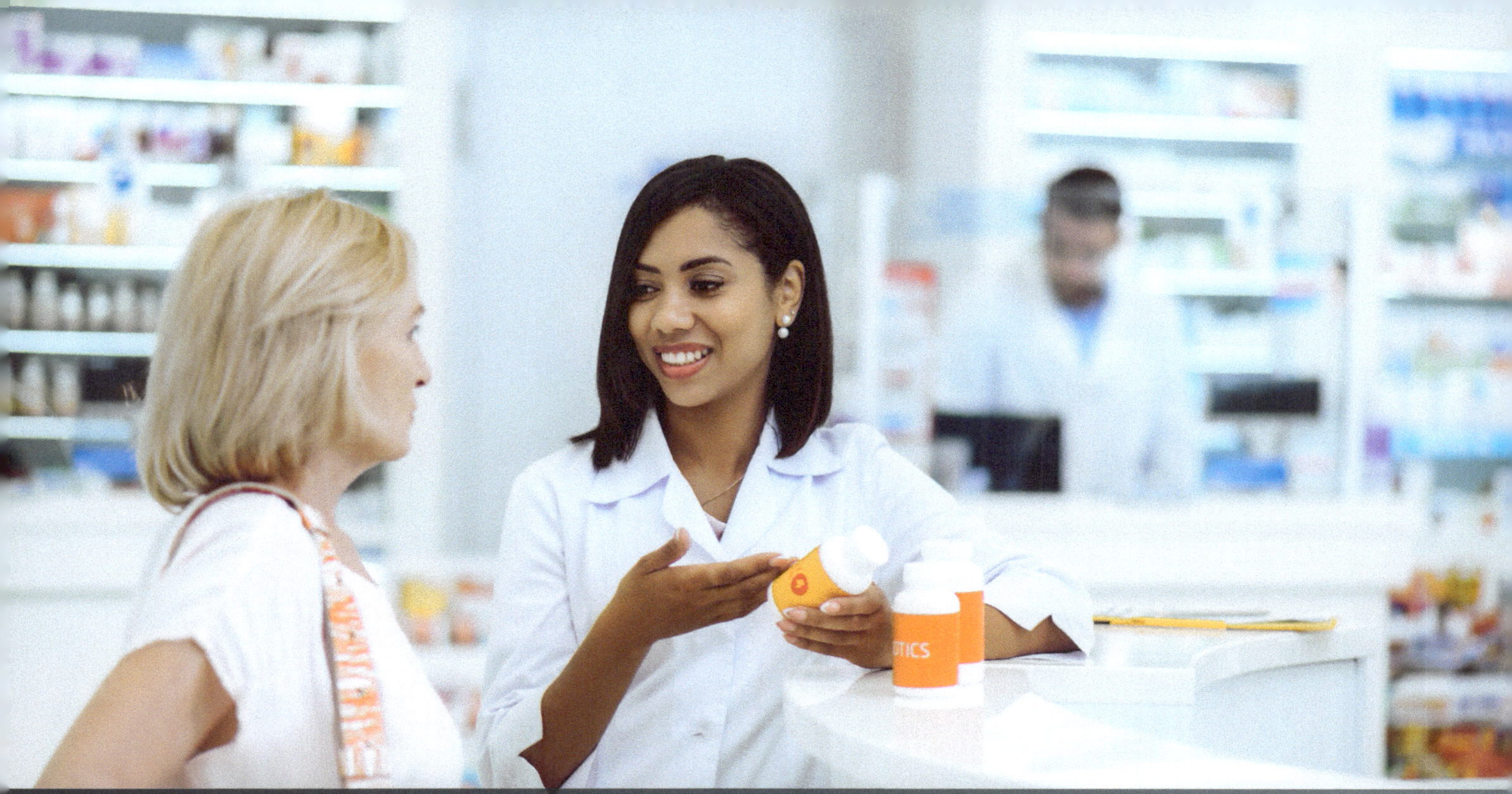

Beratung im Handverkauf 6

Überprüfen Sie sich selbst

Ich kann folgende Aufgaben lösen		Vollständig	Teilweise	Noch nicht
Aufgabe 1	Sodbrennen	☐	☐	☐
Aufgabe 2	Übelkeit und Erbrechen	☐	☐	☐
Aufgabe 3	Durchfall	☐	☐	☐
Aufgabe 4	Verstopfung	☐	☐	☐
Aufgabe 5	Hämorrhoiden	☐	☐	☐
Aufgabe 6	Erkältungssymptome	☐	☐	☐
Aufgabe 7	Halsschmerzen	☐	☐	☐
Aufgabe 8	Schnupfen	☐	☐	☐
Aufgabe 9	Husten	☐	☐	☐
Aufgabe 10	Kopfschmerzen	☐	☐	☐
Aufgabe 11	Heuschnupfen	☐	☐	☐
Aufgabe 12	Allergie (Haut)	☐	☐	☐
Aufgabe 13	Schlafstörungen	☐	☐	☐
Aufgabe 14	Pilzerkrankungen	☐	☐	☐
Aufgabe 15	Windeldermatitis	☐	☐	☐
Aufgabe 16	Blasenentzündung	☐	☐	☐
Aufgabe 17	Lippenherpes	☐	☐	☐
Aufgabe 18	Kopfläuse	☐	☐	☐
Aufgabe 19	Trockenes Auge	☐	☐	☐

aha

GUT VERNETZT – SICHER GEMERKT

Beschreiben Sie folgende Begriffe und bringen Sie diese anschließend in einen logischen Zusammenhang, indem Sie auf Gemeinsamkeiten bzw. Gegensätze prüfen.
Kratschmer-Holmgren-Reflex | Komplexbildung | Schlafhygiene | Etagenwechsel | Hangover | Nissen | Aura | anticholinerge Nebenwirkungen | Reye-Syndrom | Rebound-Effekt | physiologische Flora | Sicca-Syndrom | Gleichgewichtsorgan

Aufgabe 1 Sodbrennen

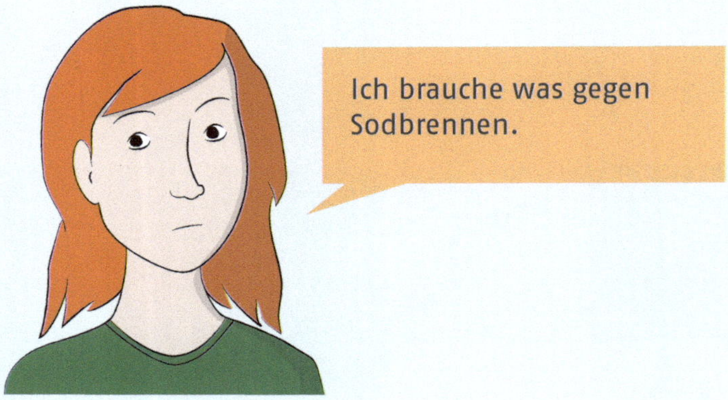

1a Welche Fragen müssen Sie der Kundin im Beratungsgespräch stellen?

____

____

____

1b Im Beratungsgespräch konnten Sie klären, dass eine Selbstmedikation möglich ist. Welchen Kunden raten Sie eher zur Einnahme von Antazida, welchen zu Protonenpumpenhemmern? Nutzen Sie z. B. farbige Markierungen.

a) Die Beschwerden treten meist nach dem Essen auf.
b) Der Kunde möchte Nebenwirkungen verschriebener Analgetika vermeiden.
c) Der Kunde kann wegen Sodbrennen nicht einschlafen.
d) Der Kunde wacht nachts wegen Sodbrennen auf.
e) Der Kunde hat nur sporadisch Beschwerden.
f) Der Kunde leidet häufig unter Sodbrennen.

1c Nennen Sie zu den unter **1b** genannten Wirkstoffgruppen je einen wichtigen Einnahmehinweis.

____

____

____

____

1d Zählen Sie fünf mögliche Ursachen für Sodbrennen auf.

1e In welchen Fällen raten Sie Kunden mit Sodbrennen, einen Arzt aufzusuchen? Nennen Sie drei Beipspiele.

Aufgabe 2 Übelkeit und Erbrechen

Eine Kundin möchte mit ihren beiden Kindern (12 und 7 Jahre) eine längere Schiffsreise unternehmen. Um für alle Fälle gerüstet zu sein, wünscht sie etwas gegen Reisekrankheit.

2a Wie lautet der Fachbegriff für Reisekrankheit?

2b Wie kann man sich die Entstehung von Übelkeit und Schwindel bei Schiffsreisen, langen Autofahrten etc. erklären?

2c Welche nicht medikamentösen Verhaltensmaßnahmen zur Vermeidung der Reisekrankheit kennen Sie? Nennen Sie vier Beispiele.

JETZT WIRD'S KNIFFLIG!
Sie entschließen sich, der Kundin mit ihren beiden Kindern (12 und 7 Jahre) Superpep® Reisekaugummis zu empfehlen. Listen Sie die Hinweise auf, die Sie der Kundin im Beratungsgespräch nennen.

Aufgabe 3 Durchfall

3a Ordnen Sie die Wirkstoffe, wirksamen Bestandteile und Fertigarzneimittel den jeweiligen Wirkmechanismen zu.

Verwenden Sie diese Begriffe:

Racecadotril | Elotrans® | Perenterol® | Loperamid | Uzarawurzel | Vaprino® | Perocur® | Oralpädon® | Imodium® | Arznei-Hefe

Orale Rehydratation	Hemmung der Darmperistaltik	Hemmung der Enkephalinase	Regeneration der Darmflora

3b Warum kommt es während oder kurz nach der Einnahme von Antibiotika häufig zu Durchfall?

____

____

____

3c Was empfehlen Sie Kunden, die über Durchfall im Zusammenhang mit einer Antibiotika-Einnahme klagen?

____

____

SPIELEND WIEDERHOLT

Symptome malen

Vorbereitung: Auf Kärtchen wird je ein Symptom notiert und die Karten anschließend verdeckt gestapelt. Die Klasse wird in zwei Teams geteilt.
Durchführung: Ein Schüler aus Team 1 zieht das oberste Kärtchen vom Stapel und versucht, den Begriff an der Tafel zu malen. Er darf dabei nicht sprechen. Das Team, das den Begriff zuerst errät, erhält das Kärtchen. Anschließend tritt ein Schüler aus Team 2 an die Tafel.
Spielende: Das Spiel endet, wenn alle Kärtchen gezogen wurden. Das Team, das die meisten Kärtchen sammeln konnte, gewinnt.
Beispielbegriffe: Juckreiz, Durchfall, Schwindel, Kopfschmerzen, Halsschmerzen, Rückenschmerzen, Verstopfung, Husten, laufende Nase.
Variation: Anstelle der Symptome können auch Krankheiten verwendet werden (z. B. Fußpilz, Lippenherpes, Migräne, Heuschnupfen, Windeldermatitis).

Aufgabe 4 Verstopfung

Ein Kunde betritt die Apotheke:

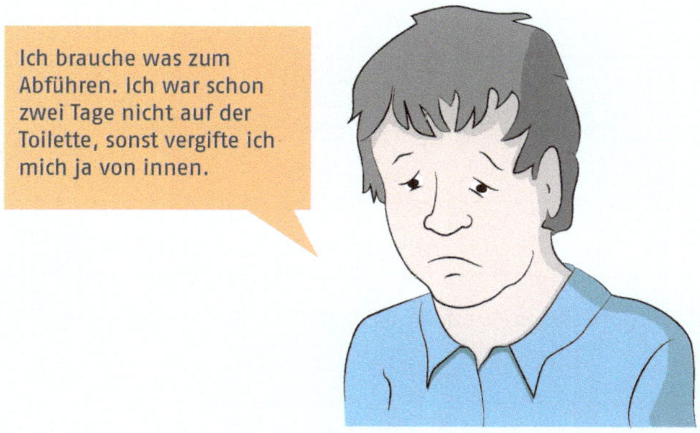
Ich brauche was zum Abführen. Ich war schon zwei Tage nicht auf der Toilette, sonst vergifte ich mich ja von innen.

4a Wie beurteilen Sie diese Kundenaussage? Begründen Sie.

____

____

____

____

____

4b Eine weitere Kundin wünscht 100 Dulcolax® Dragees. Sie ist auffällig dünn. Worauf müssen Sie in diesem Fall bei der Beratung hinweisen?

____

____

____

____

____

4c Obstipation ist eine häufige Nebenwirkung verschiedener Wirkstoffgruppen. Nennen Sie zwei Wirkstoffgruppen als Beispiel und erklären Sie, weshalb diese Nebenwirkung jeweils auftritt.

____

____

____

____

____

____

Aufgabe 5 Hämorrhoiden

5a Viele Kunden können mit Fachsprache nichts anfangen. Wie können Sie diesen Satz in gut verständliches Alltagsdeutsch übersetzen? „Um das Hämorrhoidalgeflecht zu entlasten, sollten Sie für eine erleichterte Defäkation sorgen.“

5b „Irgendwann bekommt jeder Hämorrhoiden“. Nehmen Sie Stellung zu dieser Behauptung.

5c Welche nicht medikamentösen Maßnahmen können Sie Kunden empfehlen, um eine erleichterte Stuhlentleerung zu ermöglichen?

Aufgabe 6 Erkältungssymptome

6a Welche Erreger sind für Erkältungskrankheiten hauptverantwortlich? Nennen Sie Beispiele.

6b Nennen Sie die klassischen Erkältungssymptome in der Reihenfolge in der diese typischerweise (meistens) auftreten.

6c Weshalb ist diese Reihenfolge typisch? Begründen Sie stichpunktartig.

Aufgabe 7 Halsschmerzen

7a Entscheiden Sie, ob in den folgenden Fällen eine Selbstmedikation möglich ist und begründen Sie Ihre Entscheidung.

a) Karla (18 Monate) leidet unter einem kratzenden Hals und Schluckbeschwerden.

b) Frau Sinn (40 Jahre) kommt mit Schluckbeschwerden und brennenden Halsschmerzen zu Ihnen. Die Symptome sind gerade auf dem Nachhauseweg erstmalig aufgetreten.

c) Frau Pipolis (29 Jahre, im 5. Monat schwanger) kommt gerade vom Hausarzt und klagt über Heiserkeit und ein starkes Kratzen im Hals.

d) Finn (5 Jahre) kommt mit seiner Mutter wegen Halsschmerzen in die Apotheke. Stolz zeigt er Ihnen seine auffällig rot gepunktete Zunge.

e) Ihr Stammkunde Herr Gunther kommt mit einem Kratzen im Hals und Heiserkeit zu Ihnen. In seiner Kundenkartei sehen Sie folgende Medikation: SALBUHEXAL® N Dosieraerosol, BECLOMET Easyhaler®, ASS Dexcel® 100 mg.

f) Celine (4 Jahre) kommt mit ihrer Mutter wegen Halsschmerzen in die Apotheke. Celine hat keine weiteren Beschwerden, aber der Halsschmerz stört sie schon sehr.

7b Ergänzen Sie für die Selbstmedikations-Kunden aus **7a** je ein geeignetes Präparat.

7c Auch wenn die Selbstmedikation nicht bei allen Kunden möglich ist, können Sie stets nicht medikamentöse Maßnahmen mit auf den Weg geben. Nennen Sie drei Tipps.

6

Aufgabe 8 Schnupfen

8a Nennen Sie drei Grenzen der Selbstmedikation bei Schnupfen.

8b Zählen Sie drei unterschiedliche Therapieansätze (Wirkstoffgruppen) zur Behandlung von Schnupfen auf und ergänzen Sie jeweils ein Fertigarzneimittelbeispiel.

8c Erläutern Sie die Wirkungsweisen der unter **8b** aufgeführten Wirkstoffgruppen.

8d Welche zwei Anwendungsbeschränkungen gilt es bei verschnupften Säuglingen zu beachten? Begründen Sie Ihre Antwort.

Aufgabe 9 Husten

9a Welche Ursachen (außer einer Erkältung) kann Husten haben? Nennen Sie fünf Beispiele.

9b In der Therapie von Husten werden zwei Wirkstoffgruppen eingesetzt. Nennen Sie diese und erklären Sie die jeweilige Wirkungsweise.

9c Lassen sich die Wirkstoffgruppen aus **9b** kombinieren? Begründen Sie.

____

____

____

____

9d Ordnen Sie den folgenden Patienten je ein geeignetes Fertigarzneimittel zu. Verwenden Sie jedes Fertigarzneimittel dabei nur einmal.

Verwenden Sie die folgenden Fertigarzneimittel
Prospan® Hustensaft für Kinder | Silomat® Saft | Phytohustil® Pastillen | Bronchipret® Tropfen | Hustenstiller-ratiopharm® Hartkapseln | GeloMyrto I® forte Kapseln | Mucosolvan® Retardkapseln

Nr.	Patient	Fertigarzneimittel
1.	Herr Zicka berichtet Ihnen von seinem schleimigen Husten, der zu seiner Nasennebenhöhlenentzündung jetzt noch dazu gekommen ist.	
2.	Frau Brie hält heute einen wichtigen Vortrag. Doch ihr Husten lässt sie kaum zu Wort kommen.	
3.	Seit drei Tagen kann Timo (7 Jahre) wegen seines Hustens nachts nicht mehr einschlafen. Tagsüber kommt oft auch Schleim mit.	
4.	Frau Ming-Chang (Lehrerin) klagt über ihren festsitzenden, schleimigen Husten. Während der Arbeit kann sie jedoch keine Medikamente einnehmen.	
5.	Herr Seibert arbeitet als Kranfahrer auf dem Bau. Seit drei Tagen hat er einen starken Hustenreiz, der ihn bei der Arbeit schon sehr stört.	
6.	Lea (4 Jahre) hustet vor allem nachts besonders viel. Ihre Eltern können sie dann kaum beruhigen.	
7.	Leon (1 Jahr) hustet seit gestern den ganzen Tag über sehr viel. Ab und an kommt auch etwas Schleim mit.	

9e Worauf sollten Sie Frau Brie bei der Abgabe unbedingt noch hinweisen? Begründen Sie Ihre Antwort.

____

____

____

____

____

____

9f Erklären Sie den Wirkmechanismus der folgenden Wirkstoffe stichpunktartig.

a) Ambroxol: ____________________

____

____

b) Acetylcystein: ____________________

____

____

Aufgabe 10 Kopfschmerzen

10a Spannungskopfschmerz und Migräne unterscheiden sich in ihren Symptomen. Grenzen Sie beide Kopfschmerzarten voneinander ab, indem Sie die folgende Tabelle ergänzen.

	a) Migräne	b) Spannungskopfschmerz
Schmerzart		
Lokalisation		
Dauer		
Begleit-erscheinungen		
Einfluss von körperlicher Aktivität		
Ursachen (je drei)		

10b Wer bin ich? Geben Sie für die folgenden Aussagen je einen passenden Wirkstoff aus der Selbstmedikation an. *Hinweis: Mehrfachnennung möglich.*

Nr.	Aussage	Wirkstoff
a)	Ich darf bei Kindern mit fieberhaften Infekten nicht eingesetzt werden.	
b)	Durch Salzbildung mit einer Aminosäure wirke ich schneller.	
c)	Ich helfe besonders langanhaltend gegen Migräne.	
d)	Ich verstärke die schmerzstillende Wirkung von Analgetika und beschleunige den Wirkeintritt.	
e)	Ich kann bei Kopfschmerzen in der gesamten Schwangerschaft angewendet werden.	
f)	Bei gleichzeitiger Anwendung von ASS 100 darf ich frühestens 30 Minuten nach der ASS-Einnahme angewendet werden.	

10c Erläutern Sie, wie sich Triptane von nicht steroidalen Antirheumatika (NSAR) in ihrer Wirkweise und in ihren Indikationen unterscheiden.

10d Nennen Sie je drei Kontraindikationen von Triptanen und NSAR.

Aufgabe 11 Heuschnupfen

Finden Sie neun Wirkstoffe, die in Nasensprays und Tabletten gegen Heuschnupfen eingesetzt werden. *Die Begriffe können horizontal, vertikal, vorwärts und rückwärts angeordnet sein.*

E	V	J	Q	O	X	L	E	V	O	C	E	T	I	R	I	Z	I	N	P	M
N	D	N	W	H	F	D	F	Z	X	F	X	H	R	E	J	I	I	U	N	H
O	Y	I	N	D	I	S	C	K	D	G	M	Q	H	D	S	E	F	X	B	T
S	G	T	U	C	Q	Q	Q	I	T	L	F	S	P	H	U	B	L	X	M	C
A	A	S	R	N	I	D	A	T	A	R	O	L	S	E	D	F	U	R	P	T
T	R	A	V	C	P	R	S	S	N	I	L	V	N	H	N	G	T	W	D	P
E	P	B	F	R	G	X	M	J	Y	B	Y	U	E	Q	K	K	I	T	R	H
M	Z	A	P	D	O	L	E	W	K	C	E	S	S	S	F	V	C	M	X	H
O	I	C	F	A	Z	E	L	A	S	T	I	N	F	I	H	K	A	N	M	W
L	G	O	H	M	F	X	X	W	C	N	S	Q	X	T	H	X	S	P	C	C
C	S	V	K	A	H	X	N	E	F	I	T	O	T	E	K	A	O	F	D	Z
E	R	E	P	N	B	L	W	V	J	E	V	T	O	X	V	W	N	N	T	J
B	R	L	N	E	R	U	E	A	S	N	I	C	I	L	G	O	M	O	R	C
A	J	S	K	C	D	Z	P	J	S	M	Q	T	U	B	V	B	J	B	G	D
C	M	O	M	E	T	A	S	O	N	V	D	D	U	L	Q	X	P	Q	S	B

Aufgabe 12 Allergie (Haut)

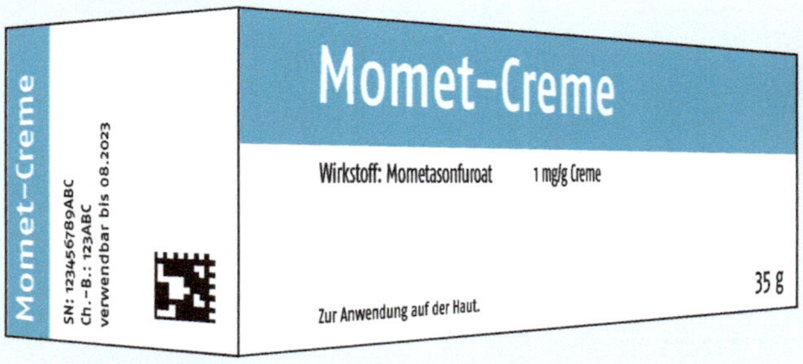

Ich habe am Wochenende im Garten gearbeitet und jetzt an beiden Unterarmen eine allergische Reaktion. Der Arzt hat mir dafür schon mal diese Creme verschrieben, die möchte ich gerne nochmal kaufen.

Das hier gewünschte Arzneimittel unterliegt der Verschreibungspflicht. Welches Glucocorticoid haben Sie stattdessen in der Selbstmedikation zur Verfügung? Nennen Sie ein passendes Fertigarzneimittel und erläutern Sie die korrekte Anwendung.

Aufgabe 13 Schlafstörungen

13a Frau Leim leidet unter Schlafstörungen. Ein Blick in ihr Schlafzimmer verrät: Ihre „Schlafhygiene" könnte besser sein. Finden Sie in der Abbildung neun Ursachen, die Schlafstörungen begünstigen, und formulieren Sie daraus konkrete Beratungstipps.

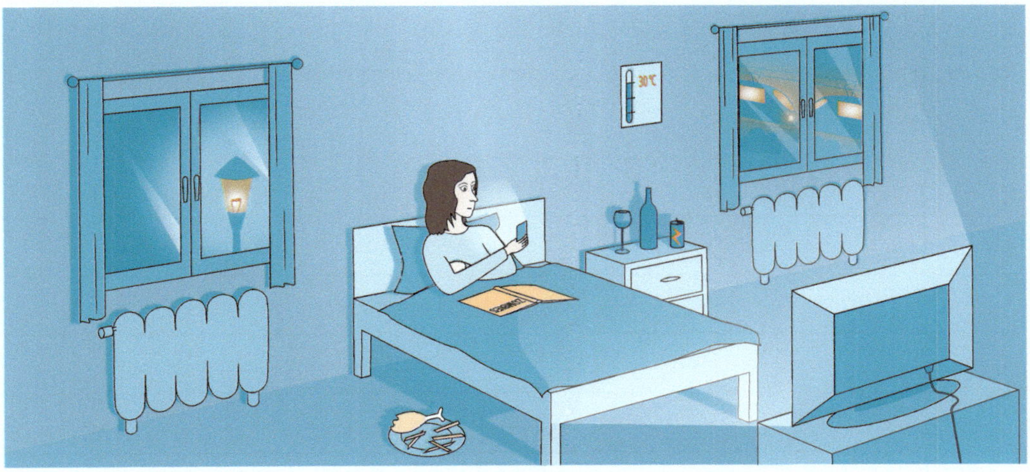

13b Weshalb sollte eine medikamentöse Therapie zunächst mit pflanzlichen Schlafmitteln versucht werden? Begründen Sie.

13c Welche Wirkstoffe bzw. Drogen stehen in der Selbstmedikation von Schlafstörungen zur Verfügung? Ergänzen Sie die Lücken.

a) _i______d_____

b) ___d______r___

c) _r_________

d) ____i______________

e) D________

f) ____e_______

g) _e_____________

13d Nennen Sie für die Arzneistoffe **a)**, **b)** und **c)** je einen wirkstoffspezifischen Beratungshinweis.

a)

b)

c)

Aufgabe 14 Pilzerkrankungen

14a Was sind typische Ursachen für Pilzerkrankungen? Streichen Sie Unzutreffendes durch.

Fernsehen | Bakterien | Körperhygiene | Antibiotika | Diabetes mellitus | Fieber | Parasiten | alkalische Pflegeprodukte | Übermüdung | Schwangerschaft | trockene Raumluft | sitzende Tätigkeit | Immunschwäche | Sonnenstrahlung | Wechseljahre | Maniküre | Viren | Stress | Saunabesuch | Barfußgehen | Alkoholkonsum | Durchblutungsstörung | fleisch-betonte Ernährung

14b Fuß-, Nagel- oder Vaginalpilz? Ordnen Sie die Ursachen aus **14a** je einer konkreten Pilzerkrankung zu. Nutzen Sie dafür z. B. farbige Markierungen. *Hinweis: Mehrfachnennung ist möglich.*

14c Welche „Barrieren" schützen den Körper vor Pilzinfektionen? Nennen Sie pro Pilzerkrankung je eine relevante Barriere.

a) Fußpilz

b) Nagelpilz

c) Vaginalpilz

14d Entscheiden Sie, ob in folgenden Patientenfällen eine Behandlung im Rahmen der Selbstmedikation möglich ist (✓) oder nicht (✗). Geben Sie jeweils ein Stichwort zur Begründung an.

	✓	✗
1. Eine junge Frau (21 Jahre) berichtet über krümeligen Ausfluss und starken Juckreiz im Intimbereich. Sie hatte diese Symptome bereits vergangenes Jahr. ____________________	☐	☐
2. Ein älterer Herr (76 Jahre) berichtet Ihnen von seinem brüchigen und gelb-verfärbten Zehennagel. Er wisse nicht, was das sein könne. ____________________	☐	☐
3. Ein junges Mädchen (14 Jahre) berichtet über einen seit zwei Tagen bestehenden Juckreiz, Rötung und ein wundes Gefühl im Genitalbereich. ____________________	☐	☐
4. Ein junger Mann (25 Jahre) klagt nach einer Urlaubsreise über juckende Stellen in den Zehenzwischenräumen. ____________________	☐	☐
5. Eine Stammkundin (46 Jahre) erzählt Ihnen von Rötungen an der Fußsohle, welche jucken und beim Gehen Schmerzen verursachen. ____________________	☐	☐
6. Eine Ihnen bekannte Kundin (63 Jahre) berichtet Ihnen, dass sich alle Nägel des linken Fußes seit ein paar Wochen bräunlich verfärben und dicker werden. ____________________	☐	☐
7. Eine schwangere Frau (27 Jahre) erzählt Ihnen von einem Brennen und Jucken der Scheide. Etwas Ähnliches hatte sie im Alter von 16 Jahren. ____________________	☐	☐

14e Im Folgenden finden Sie drei Arzneimittel zur Behandlung von Pilzinfektionen. Ergänzen Sie die Tabelle um die geforderten Anwendungshinweise.

	a) Lamisil® Once Lösung	b) Ciclopoli® Nagellack	c) Canesten® Gyn Once Kombi
Zeitpunkt/ Häufigkeit:			
Therapiedauer:			
Vorgehen:			

Aufgabe 15 Windeldermatitis

15a Sind die folgenden Behauptungen richtig oder falsch? Bei korrekter Beantwortung ergibt sich ein Lösungswort.

Nr.	Behauptung	richtig	falsch
1.	Die Windeldermatitis ist eine Entzündung.	L	W
2.	Bei Babys spricht man von Windeldermatitis, bei inkontinenten Erwachsenen von Windelsoor.	U	E
3.	Eine Salbe gegen Windeldermatitis sollte auf jeden Fall Nystatin oder ein vergleichbares Antimykotikum enthalten.	N	B
4.	Panthenol fördert die Wundheilung.	E	D
5.	Zinkoxid wirkt antiphlogistisch und bindet Wundexsudat.	R	P
6.	Miconazol ist apothekenpflichtig.	T	U
7.	Eitrige Wunden weisen auf einen Pilzbefall hin.	D	R
8.	Mirfulan® Wund- und Heilsalbe enthält Zinkoxid und Nystatin.	E	A
9.	Multilind® Heilsalbe sollte prophylaktisch bei jedem Windelwechsel aufgetragen werden.	R	N

Lösungswort: ____________________

15b Frau Klein hat soeben eine Salbe zur Behandlung der Windeldermatitis ihres sechs Monate alten Sohnes gekauft. Welche Zusatztipps können Sie ihr geben, damit die Dermatitis schnell abheilt und möglichst nicht erneut auftritt? Nennen Sie mindestens fünf.

____

____

____

____

____

____

SPIELEND WIEDERHOLT

Apothekenspiel

Vorbereitung: Je zwei Schüler geben sich selbst einen Apothekennamen und stellen ein mit diesem Namen beschriftetes, gefaltetes DIN-A4-Papier als „Apothekenschild" auf den Tisch. Zusätzlich beschriftet jede Zweiergruppe vier Karteikarten mit Kundenwünschen zu verschiedenen Themen der Selbstmedikation.
Durchführung: Nacheinander treten nun einzelne Schüler vor die Klasse, entscheiden, in welcher „Apotheke" sie einkaufen möchten und lesen den Kundenwunsch einer Karteikarte vor. Der angesprochene „Apothekenmitarbeiter" stellt Fragen und berät, sein „Kollege" darf helfend zur Seite stehen.
Jeder Schüler sollte mindestens einmal an der Reihe sein. Es schadet nicht, wenn gleiche „Beratungsgespräche" doppelt geführt werden!

Aufgabe 16 Blasenentzündung

Welche dieser Drogen wirken hauptsächlich harntreibend, welche hauptsächlich desinfizierend? Kreuzen Sie an.

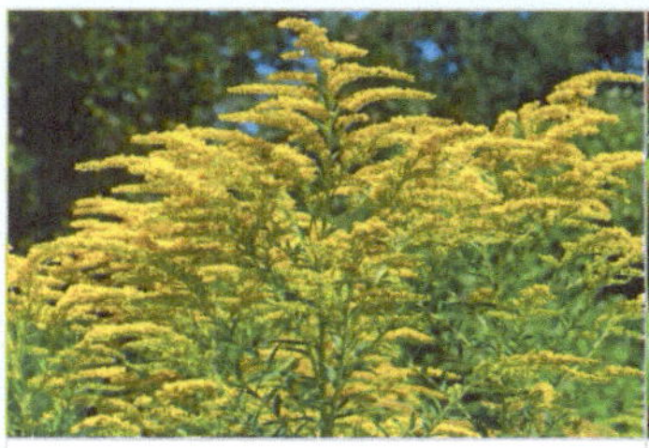

A **Goldrutenkraut**

harntreibend ☐
desinfizierend ☐

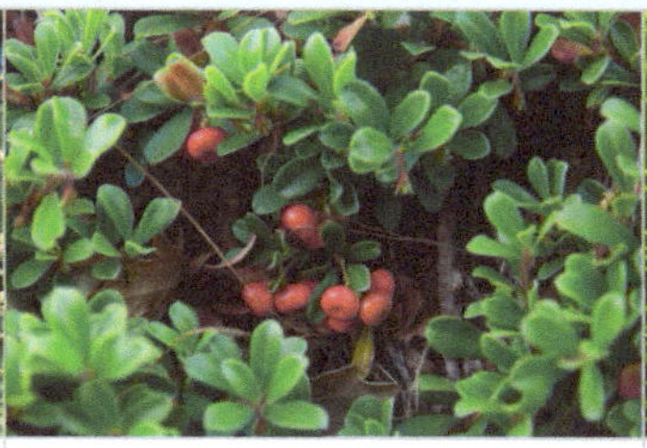

B **Bärentraubenblätter**

harntreibend ☐
desinfizierend ☐

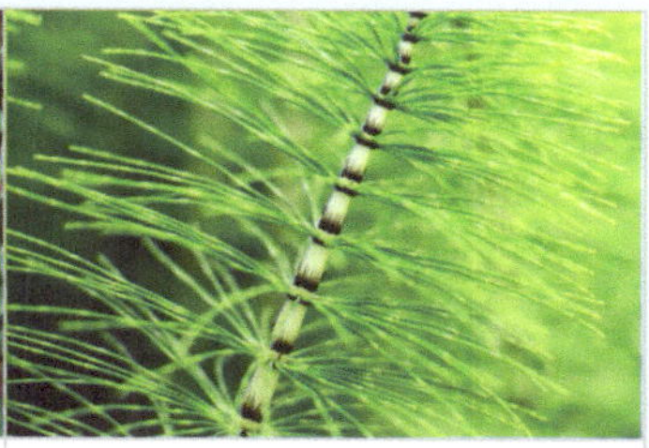

C **Schachtelhalmkraut**

harntreibend ☐
desinfizierend ☐

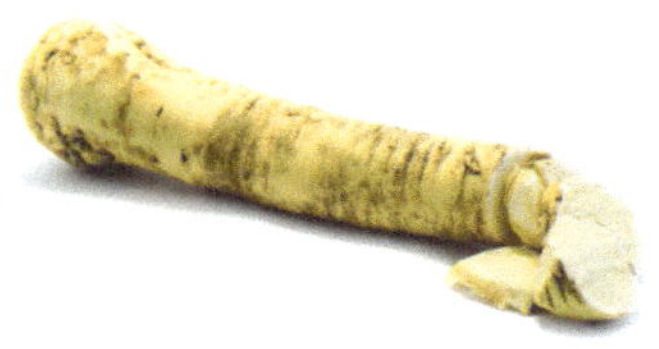

D **Meerrettichwurzel**

harntreibend ☐
desinfizierend ☐

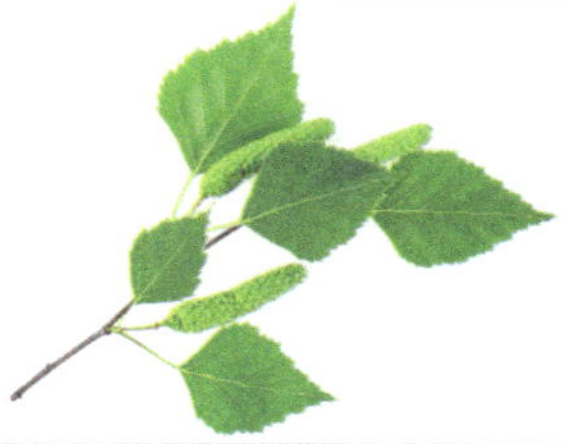

E **Birkenblätter**

harntreibend ☐
desinfizierend ☐

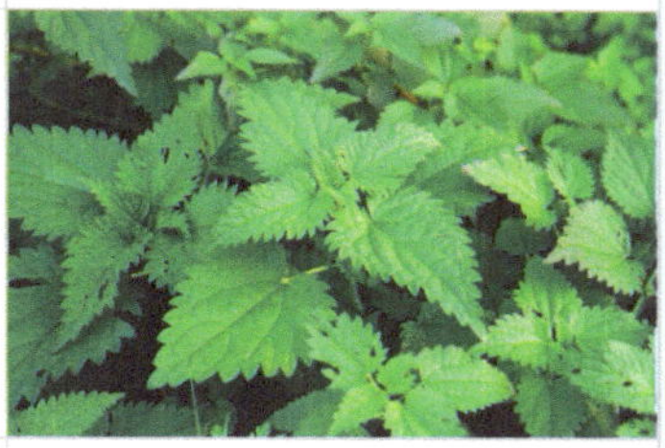

F **Brennesselblätter**

harntreibend ☐
desinfizierend ☐

Aufgabe 17 Lippenherpes

17a Nennen Sie vier Grenzen der Selbstmedikation bei Lippenherpes.

____

____

____

____

17b Nennen Sie fünf unterschiedliche Therapieansätze/Wirkstoffe zur Behandlung von Lippenherpes und erläutern Sie jeweils kurz das Wirkprinzip.

____

____

____

____

____

____

Aufgabe 18 Kopfläuse

Erstellen Sie einen Steckbrief für eine Kopflaus.

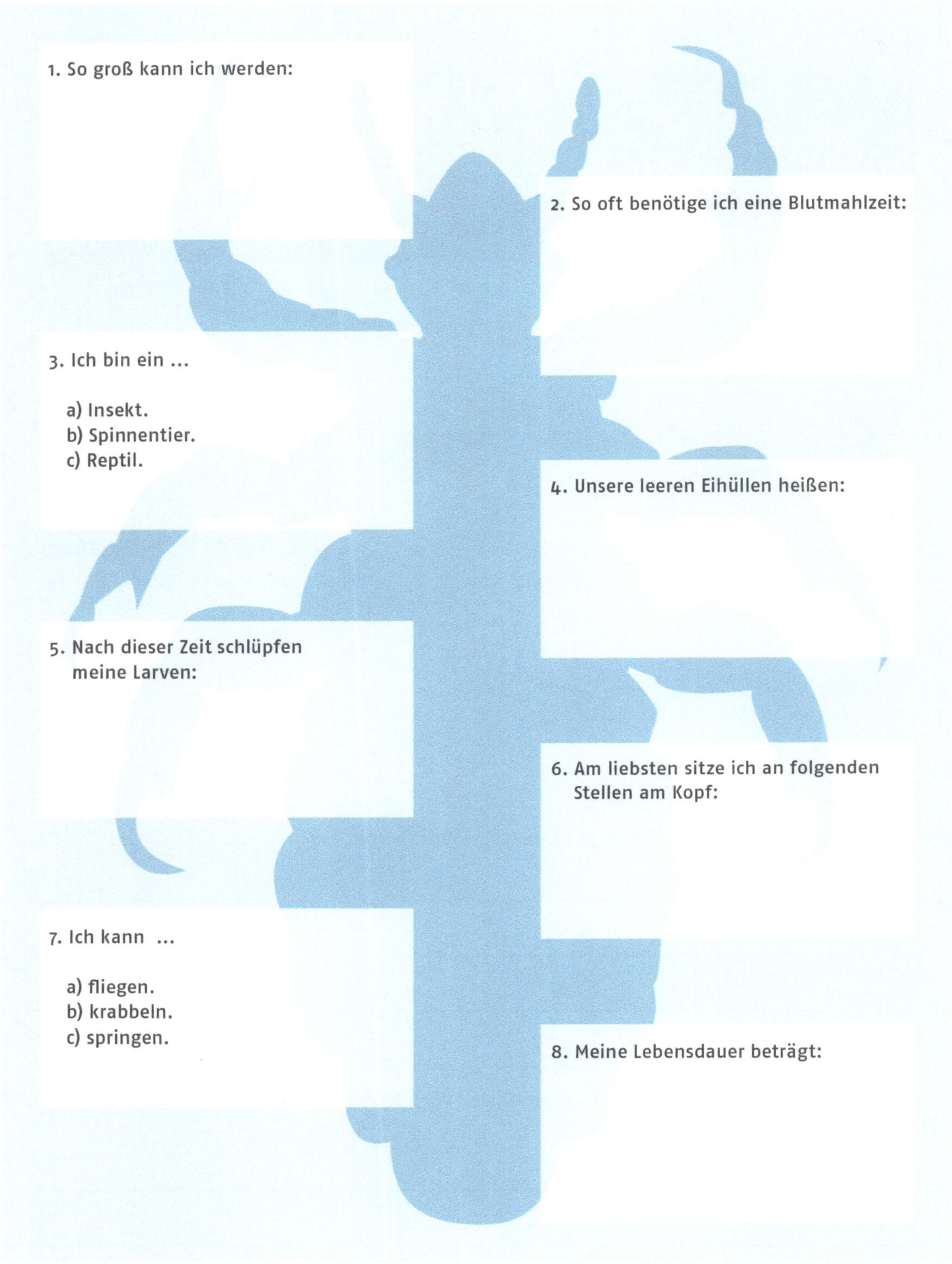

1. So groß kann ich werden:

2. So oft benötige ich eine Blutmahlzeit:

3. Ich bin ein …

   a) Insekt.
   b) Spinnentier.
   c) Reptil.

4. Unsere leeren Eihüllen heißen:

5. Nach dieser Zeit schlüpfen meine Larven:

6. Am liebsten sitze ich an folgenden Stellen am Kopf:

7. Ich kann …

   a) fliegen.
   b) krabbeln.
   c) springen.

8. Meine Lebensdauer beträgt:

Aufgabe 19 Trockenes Auge

19a Aus welchen Schichten setzt sich ein gesunder Tränenfilm zusammen? Zählen Sie auf und ergänzen Sie die jeweilige Funktion der Schichten.

____

____

____

19b In welche zwei Gruppen lassen sich künstliche Tränenflüssigkeiten unterteilen?

____

19c Ordnen Sie die folgenden Wirk- bzw. Inhaltsstoffe einer der beiden Gruppen (siehe **19b**) zu. Verwenden Sie hierfür z. B. farbige Markierungen.

Hypromellose | Mittelkettige Triglyceride | Perfluorohexyloctan | Carbomer | HP-Guar | Phospholipide | Paraffin | Povidon | Natriumhyaluronat | Vitamin A | Sojalecithin

19d Worauf sind Kunden bei konservierten Augentropfen in der Regel hinzuweisen?

____

____

19e Nennen Sie fünf nicht medikamentöse Tipps, die Sie Kunden mit trockenen Augen in der Beratung mitgeben können.

- ______________________________
- ______________________________
- ______________________________
- ______________________________
- ______________________________

SPIELEND WIEDERHOLT

Silben sortieren

Vorbereitung: Wirkstoffnamen werden in vier Silben/Wortteile zerlegt und je eine Silbe auf einem DIN-A5-Zettel notiert (Beispiel: Clo-tri-ma-zol). Von jedem Wirkstoff wird eine doppelte Ausführung benötigt. Die vier zu einem Wirkstoff gehörigen Zettel werden untereinander gemischt. Im Raum werden zweimal vier Stühle nebeneinander aufgestellt.
Durchführung: Je vier Schüler bilden ein Team und nehmen auf den Stühlen Platz. Die restlichen Schüler fungieren als Schiedsrichter. Beide Teams erhalten nun einen zum selben Wirkstoff gehörigen Satz Zettel. Dabei wird vor jedem Teammitglied ein Zettel mit der Schrift nach unten auf den Boden gelegt. Auf Kommando darf jeder Schüler seinen Zettel aufnehmen und umdrehen. Nun müssen die Schüler überlegen, welcher Wirkstoff sich aus diesen Silben bilden lässt und sich so umsetzen, dass der Wirkstoff vom Rest der Klasse abgelesen werden kann. Wichtig: Der Zettel darf nicht aus der Hand gegeben werden. Die Gruppe, die zuerst in der richtigen Reihenfolge sitzt, erhält einen Punkt.

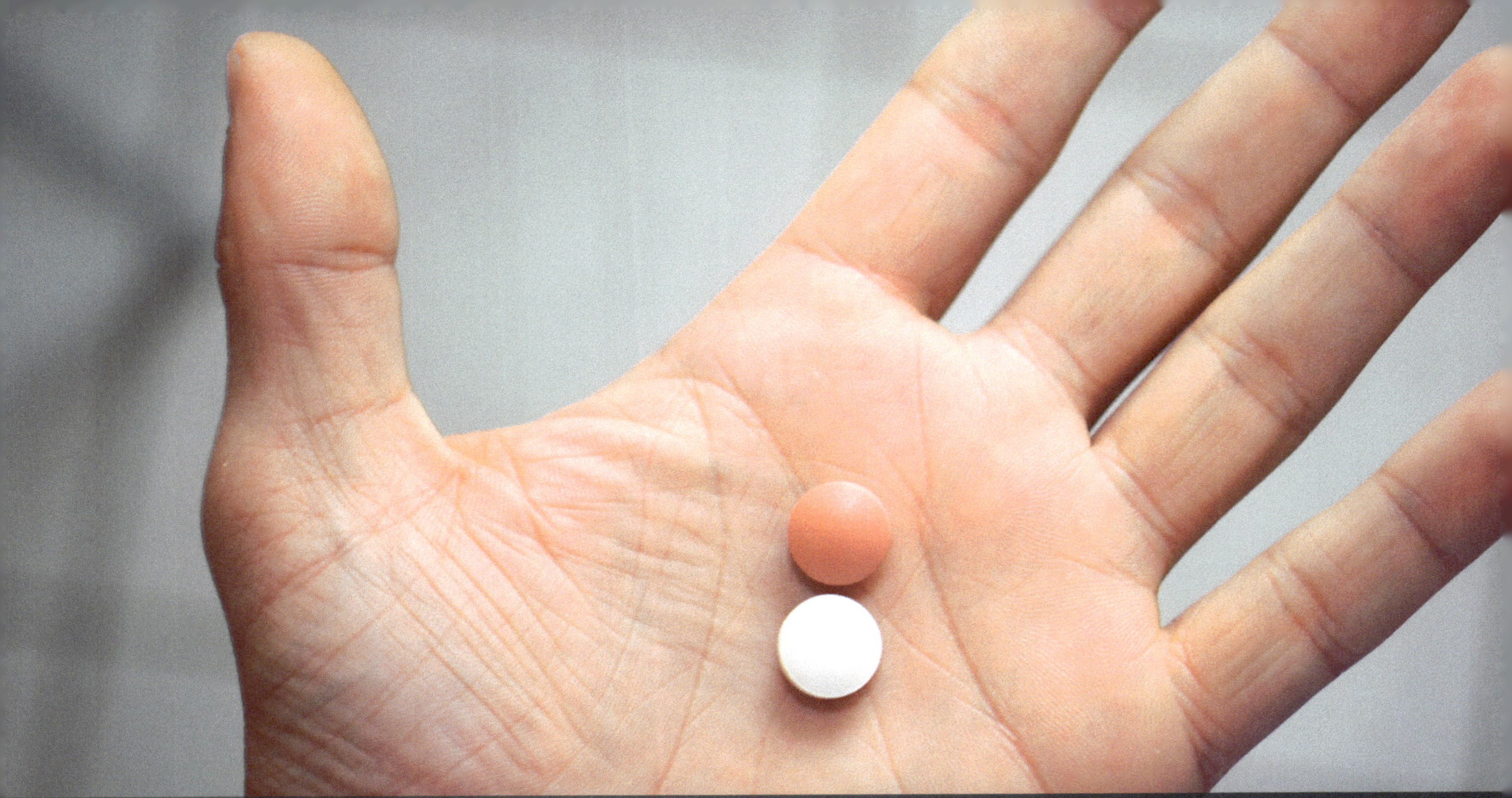

7 Wechselwirkungen bei Arzneimitteln

Überprüfen Sie sich selbst

Ich kann folgende Aufgaben lösen		Vollständig	Teilweise	Noch nicht
Aufgabe 1	Wechselwirkungen im LADME-Modell	☐	☐	☐
Aufgabe 2	Wechselwirkungen im Beratungsgespräch	☐	☐	☐
Aufgabe 3	Wechselwirkungen mit Nahrungsmitteln	☐	☐	☐
Aufgabe 4	Besonderheiten bei älteren Menschen	☐	☐	☐
Aufgabe 5	Wechselwirkungen mit Antidepressiva	☐	☐	☐
Aufgabe 6	Vermeiden von Wechselwirkungen	☐	☐	☐
Aufgabe 7	Effekte auf Blutspiegelkurven	☐	☐	☐
Aufgabe 8	Beeinflussung von Leberenzymen	☐	☐	☐
Aufgabe 9	Wechselwirkungen mit Paracetamol	☐	☐	☐
Aufgabe 10	Wechselwirkungen mit NSAR	☐	☐	☐

GUT VERNETZT – SICHER GEMERKT

Beschreiben Sie folgende Begriffe und bringen Sie diese anschließend in einen logischen Zusammenhang, indem Sie auf Gemeinsamkeiten bzw. Gegensätze prüfen.
Interaktionen | Pharmakokinetik | Pharmakodynamik | Bioverfügbarkeit | Plasma-Eiweißbindung | Enzyminduktion | Enzyminhibition | Kumulation | Komplexbildung | First-Pass-Effekt | Serotoninsyndrom | ABDA-Datenbank | therapeutische Breite

aha

Aufgabe 1 Wechselwirkungen im LADME-Modell

Die Pharmakokinetik kann mit dem LADME-Modell beschrieben werden. Dabei stehen die Buchstaben für die einzelnen Phasen.

1a Benennen Sie die einzelnen Phasen.

a) L ____________________

b) A ____________________

c) D ____________________

d) M ____________________

e) E ____________________

1b Welche Wechselwirkung betrifft welche Phase des Modells? Ordnen Sie zu.

Verwenden Sie folgende Begriffe:
Enzyminduktion | Beeinflussung der Nierentätigkeit | Enzyminhibition | Verdrängung aus der Plasma-Eiweiß-Bindung | Komplex-Bildung | pH-Wert-Veränderung im Magen | Trinkmenge

a) L: ____________________

b) A: ____________________

c) D: ____________________

d) M: ____________________

e) E: ____________________

1c Nennen Sie Wirkstoffgruppen, die zu den in **1b** genannten Interaktionen führen können.

- Enzyminduktion: ____________________

  ____

- Komplexbildung: ____________________

  ____

- Beeinflussung der Nierentätigkeit: ____________________

  ____

- pH-Wert-Veränderung im Magen: ____________________

  ____

7

Aufgabe 2 Wechselwirkungen im Beratungsgespräch

2a Finden Sie in der untenstehenden Tabelle Medikamentenpaare, bei denen Wechselwirkungen zu erwarten sind. Um welche Art der Wechselwirkung handelt es sich jeweils?

____

____

____

____

____

2b Wie kann die jeweilige Wechselwirkung vermieden werden?

____

____

____

____

2c In welchen Fällen ist es nötig, den verschreibenden Arzt zu konsultieren?

____

1	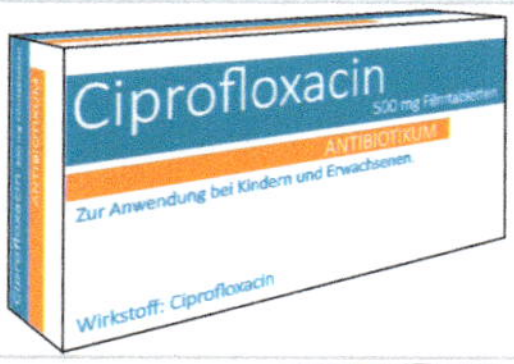	A	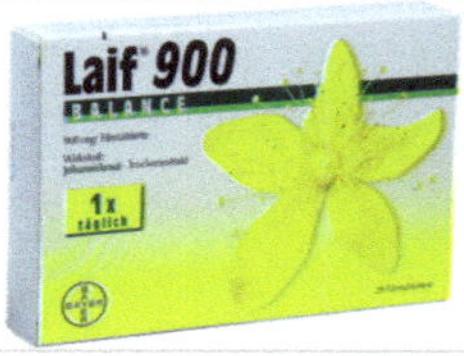
2	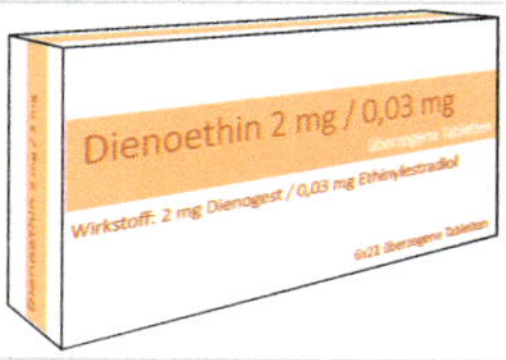	B	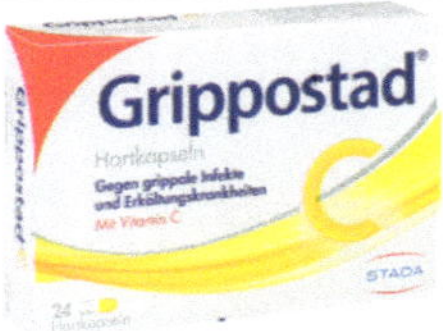
3	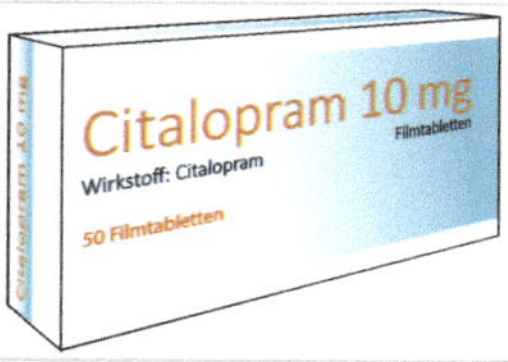	C	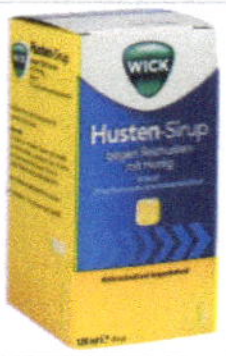
4	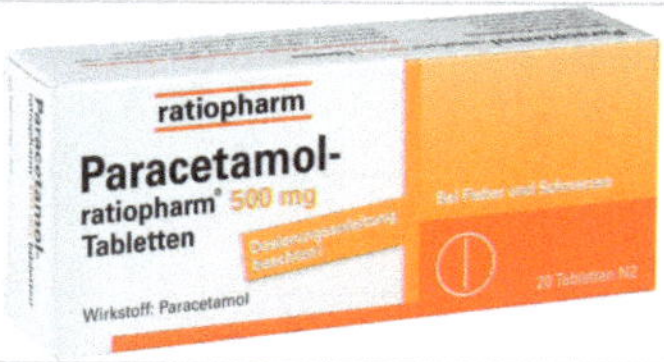	D	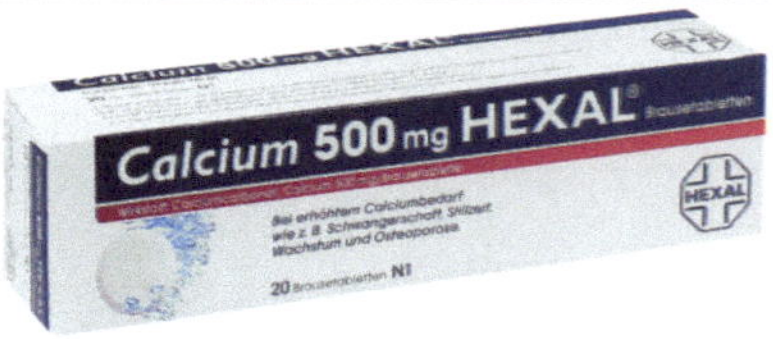
5	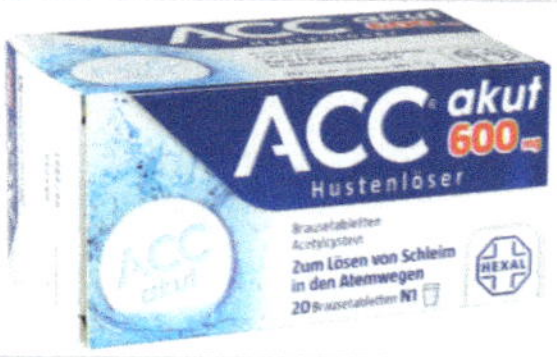	E	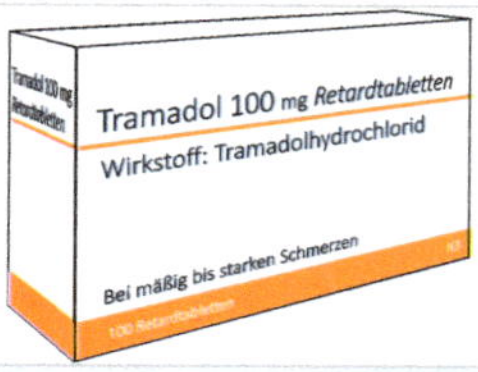

Aufgabe 3 Wechselwirkungen mit Nahrungsmitteln

Frau Meier legt Ihnen in der Apotheke mehrere Rezepte von verschiedenen Ärzten vor. In der Hand hält sie einen Einkaufskorb.

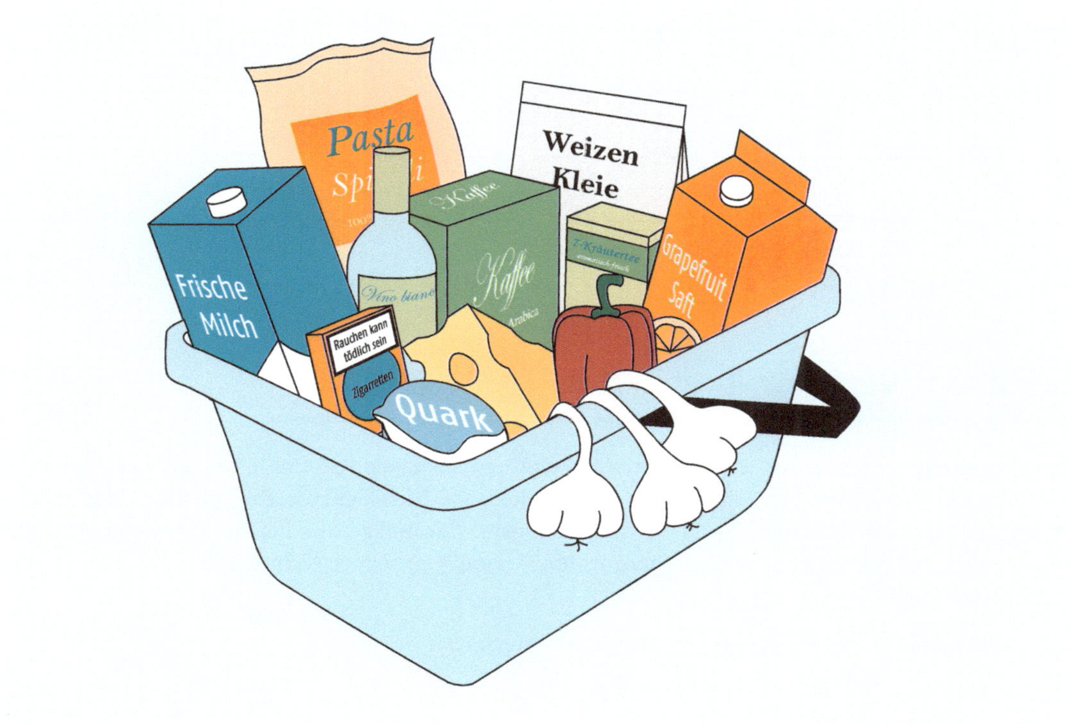

3a Welche dieser Lebensmittel sind bei gleichzeitiger Arzneimitteleinnahme oft kritisch?

3b Geben Sie für jedes unter **3a** genannte Lebensmittel Wirkstoffe oder Wirkstoffgruppen an, die von einer Wechselwirkung mit einem Bestandteil dieses Lebensmittels betroffen sind.

3c Benennen Sie anschließend mit je einem Stichwort die jeweilige Art der Wechselwirkung.

Aufgabe 4 Besonderheiten bei älteren Menschen

Ältere Menschen sind aus verschiedenen Gründen besonders von unerwünschten Neben- und Wechselwirkungen betroffen. Nennen Sie dafür mindestens vier Gründe.

____

____

____

____

____

Aufgabe 5 Wechselwirkungen mit Antidepressiva

Herr Fritz nimmt seit Monaten wegen einer mittelschweren Depression Sertralin. Letzte Woche litt er zusätzlich unter einem heftigen grippalen Infekt und hat folgende Medikamente eingenommen: Ibuflam® akut 400 mg, Hustenstiller ratiopharm® und Otriven® Nasenspray. Sonntagabend fiel ihm eine innere Unruhe auf: Puls, Blutdruck und Körpertemperatur waren erhöht. Als dann auch noch Krämpfe auftraten, musste er einen Arzt zu Hilfe rufen.

5a Welche beiden Wirkstoffe haben hier vermutlich interagiert?

____

5b Wie nennt man diese Art der Interaktion?

____

Aufgabe 6 Vermeiden von Wechselwirkungen

An verschiedene Kunden geben Sie folgende Medikamente ab. Welche Einnahmehinweise müssen Sie jeweils geben, um Wechselwirkungen zu vermeiden? Begründen Sie.

a) Talcid® Kautabletten: ____

____

b) Paracetamol 500 mg Tabletten: ____

____

c) Doxycyclin 200 mg Tabletten: ____

____

d) Ibuprofen 400 mg + ASS 100 mg: ____

____

e) ASS 500 mg: ____

____

Aufgabe 7 Effekte auf Blutspiegelkurven

7a Wechselwirkungen zwischen mehreren Medikamenten können dazu führen, dass der Plasmaspiegel eines Wirkstoffs im Vergleich zur Einzelgabe erhöht oder erniedrigt wird. Nennen Sie mindestens fünf Wechselwirkungen, die die Blutspiegelkurve eines Wirkstoffs verändern können.

___

___

___

___

___

7b Benennen Sie die Art der Wechselwirkung, die in folgenden Beispielen Probleme verursacht.

1. Die gleichzeitige Gabe von Valproinsäure mit Phenprocoumon ist kontraindiziert, da der Blutspiegel von Phenprocoumon in den toxischen Bereich steigen würde.

   ___

2. Damit das Antibiotikum zuverlässig wirken kann, muss ein mindestens zweistündiger Einnahmeabstand zwischen Rennie® und Ciprofloxacin eingehalten werden.

   ___

3. Unter der Therapie mit retardierten Oxycodontabletten sollte auf Alkoholkonsum verzichtet werden.

   ___

4. Frauen, die Johanniskrautpräparate gegen leichte depressive Verstimmungen einnehmen, sollten nicht mit hormonellen Kontrazeptiva verhüten.

   ___

5. Unter der Therapie mit ACE-Hemmern muss der Kalium-Spiegel regelmäßig überprüft werden.

   ___

SPIELEND WIEDERHOLT

Vertragen wir uns?

Vorbereitung: Auf Kärtchen werden verschiedene Fertigarzneimittelnamen notiert, deren Wirkstoffe in Bezug auf Wechselwirkungen potenziell kritisch sein können.
Durchführung: Jeder Schüler erhält ein Kärtchen und befestigt es mit Sicherheitsnadel (alternativ Klebestreifen) an der Kleidung. Die Schüler laufen nun als „Fertigarzneimittel" durch das Klassenzimmer. Treffen zwei Schüler aufeinander, überlegen sie, ob die beiden Fertigarzneimittel sich vertragen und wie mögliche Wechselwirkungen vermieden werden können.
Spielende: Das Spiel endet nach einer vorgegebenen Zeit (empfohlen sind 15–20 Minuten). Im Anschluss werden in der Klasse eventuell aufgetretene Unklarheiten gemeinsam diskutiert.

7c Die farbige Fläche in folgender Abbildung wird als AUC (area under the curve) bezeichnet. Sie verdeutlicht die Bioverfügbarkeit eines Wirkstoffs.

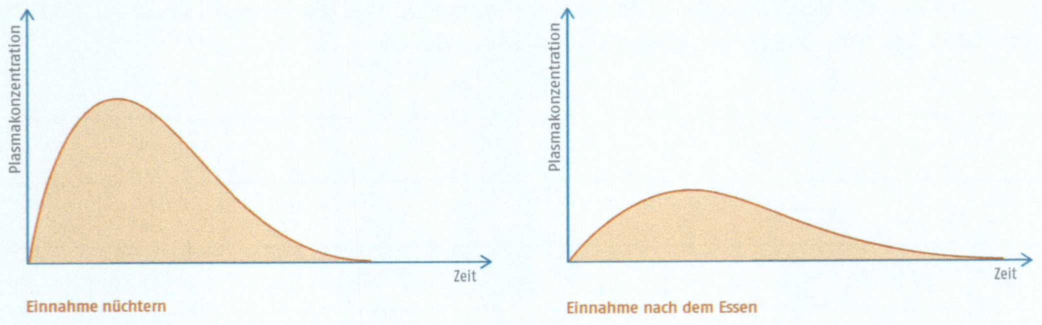

a) Beschreiben Sie die beiden Kurvenverläufe in eigenen Worten. Erläutern Sie anschließend, wie es zu den Unterschieden kommt.

b) Nennen Sie zwei Wirkstoffbeispiele, bei denen die Einnahme nüchtern erfolgen muss, um eine optimale Bioverfügbarkeit zu erhalten.

JETZT WIRD'S KNIFFLIG!

Die gleichzeitige Einnahme von Medikamenten mit der Nahrungsaufnahme muss nicht immer von Nachteil sein. Nennen Sie einen Wirkstoff, der zum Essen eingenommen werden muss, um optimal wirken zu können. Erklären Sie, weshalb es in dem von Ihnen genannten Beispiel zu einem sogenannten positiven food-effect kommt.

SPIELEND WIEDERHOLT

Das Wirkstoff-Alphabet

Vorbereitung: An der Tafel werden untereinander die Buchstaben des Alphabets notiert.
Durchführung: Die Klasse überlegt sich gemeinsam zu jedem Buchstaben mindestens einen Wirkstoff, der bereits im Unterricht besprochen wurde.
Anmerkung: Es empfiehlt sich, die Buchstaben j, w und y wegzulassen.
Zusatzidee: Im Anschluss werden die Wirkstoffe kurz besprochen (Indikationen, typische Endungen, Wirkstoffgruppen, Wirkmechanismen, mögliche Nebenwirkungen, ...)

Aufgabe 8 Beeinflussung von Leberenzymen

8a Ergänzen Sie die Grafik um die fehlenden Angaben.

Verwenden Sie folgende Begriffe:
Minimale therapeutische Konzentration | minimale toxische Konzentration | therapeutischer Bereich | toxischer Bereich | unwirksamer Bereich

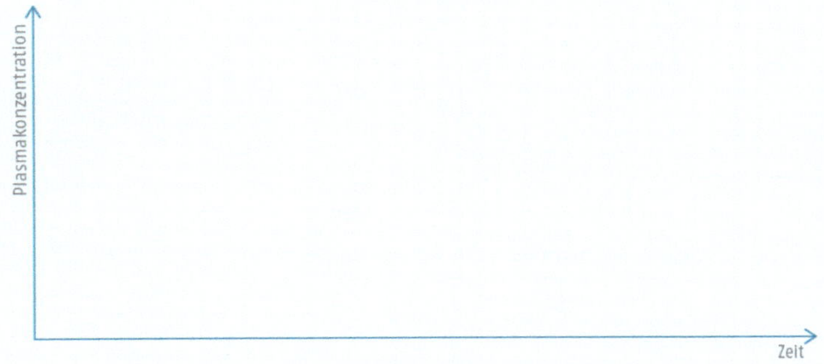

8b Zeichnen Sie anschließend den Blutspiegelverlauf für einen unretardierten Wirkstoff ein, der zum Zeitpunkt „0“ in therapeutischer Dosierung oral eingenommen wurde.

8c Der unter **8b** genannte Wirkstoff wird nun dauerhaft mit einem weiteren Wirkstoff kombiniert, der als Enzyminduktor wirkt. Skizzieren Sie mit einer weiteren Farbe den veränderten Kurvenverlauf.

8d Skizzieren Sie mit einer dritten Farbe den veränderten Kurvenverlauf bei Kombination des Wirkstoffs mit einem Enzyminhibitor.

8e Welche Auswirkungen haben die unter **8c** und **8d** genannten Veränderungen der Kurvenverläufe auf den Patienten, der diese Wirkstoffe einnimmt?

____

____

____

8f Nennen Sie Beispiele für

a) Wirkstoffe mit geringer therapeutischer Breite: ______________________________

____

____

b) Enzyminduktoren: ______________________________

____

____

c) Enzyminhibitoren: ______________________________

____

____

Aufgabe 9 Wechselwirkungen mit Paracetamol

In der Abbildung sehen Sie die verschiedenen Metabolisierungswege, auf denen Paracetamol im Körper abgebaut wird.

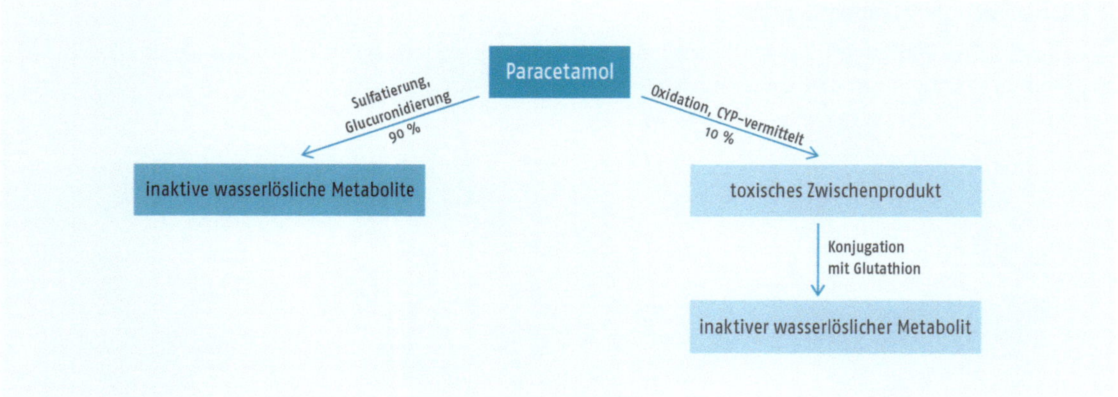

9a Welche dieser Metabolisierungswege können als Phase-I-Reaktion, welche als Phase-II-Reaktion bezeichnet werden?

Phase I: ______________________________

____

Phase II: ______________________________

____

9b Wofür steht die Abkürzung CYP? In welchem Körperorgan finden sich CYP?

____

____

9c Chronischer Alkoholgenuss kann zu Enzyminduktion führen. Wie wird sich in diesem Fall das Abbauschema von Paracetamol verändern?

____

____

____

____

____

____

____

9d Welche weiteren Enzyminduktoren kennen Sie, die denselben Effekt ausüben?

____

____

____

Aufgabe 10 Wechselwirkungen mit NSAR

10a Warum vermindern NSAR bei längerer Einnahme die Wirkung von Blutdrucksenkern?

10b Warum soll vor allem ASS nicht bei gleichzeitiger Einnahme von Antidepressiva wie z. B. Venlafaxin gegeben werden?

10c Warum sollten Ibuprofen und ASS 100 mg nicht gleichzeitig eingenommen werden?

JETZT WIRD'S KNIFFLIG!

Wieso ist es in der unter 10c genannten Kombination sinnvoller, auf nicht magensaftresistente Formen von ASS zurückzugreifen?

SPIELEND WIEDERHOLT

Richtig oder Falsch? – Ein Ratespiel im Freien

Vorbereitung: Zwei Bereiche, die groß genug für die gesamte Klasse sind, werden abgegrenzt (z. B. mit Schnur oder Kreide). Der erste Bereich wird mit einem grünen Haken (für „richtig"), der zweite mit einem roten Kreuz (für „falsch") markiert. Auf DINA4-Blättern werden kurze Behauptungen (richtige und falsche) zum aktuellen Thema notiert.
Durchführung: Die Klasse steht auf einem neutralen Feld, die Lehrkraft liest den ersten Zettel vor und hält ihn dabei in die Höhe. Die Schüler entscheiden, ob die Aussage richtig oder falsch ist und stellen sich auf das entsprechende Feld. Die Schüler, die auf dem falschen Feld stehen, scheiden aus. Stehen alle Schüler richtig, scheidet derjenige aus, der sich zuletzt entschieden hat. Mehrere Durchläufe werden hintereinander gespielt.
Spielende: Der Schüler, der als Letzter übrig ist, gewinnt.
Beispielbehauptungen: „CYP= Cytochrom-Protease", „Oxidation = Phase-I-Reaktion ", „Milch + Tetracyclin = Komplexbildung", „Grapefruitsaft = Enzyminduktor", „Rauchen bewirkt eine Enzyminduktion", „CYP-Enzyme befinden sich in der Niere", „ASS und Venlafaxin nicht kombinieren".

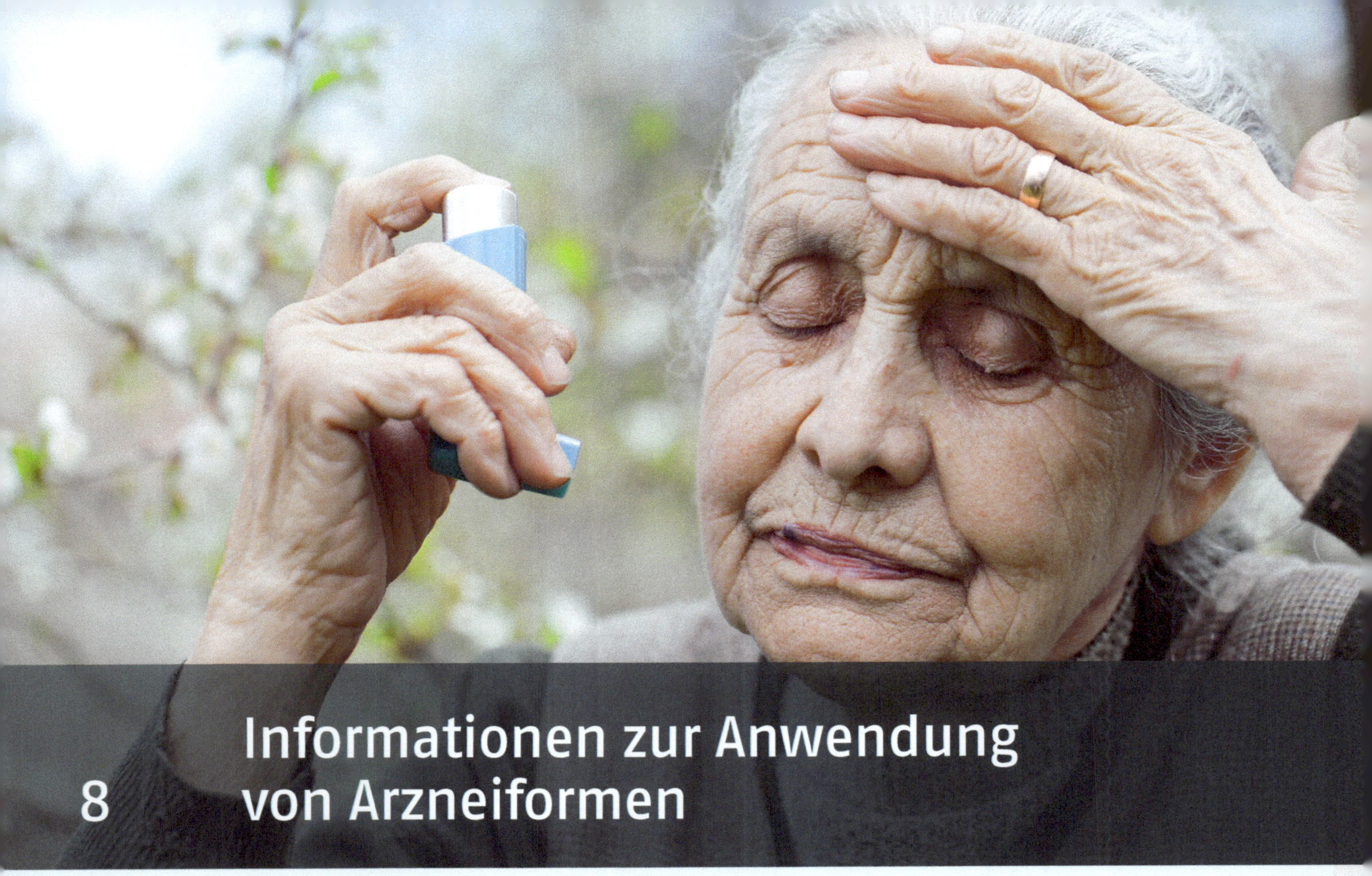

8 Informationen zur Anwendung von Arzneiformen

Überprüfen Sie sich selbst

Ich kann folgende Aufgaben lösen		Vollständig	Teilweise	Noch nicht
Aufgabe 1	Applikationssysteme für Insuline	□	□	□
Aufgabe 2	Anwendungshinweise für Insuline	□	□	□
Aufgabe 3	Lagerungshinweise für Impfstoffe	□	□	□
Aufgabe 4	Richtiger Umgang mit Trockensäften	□	□	□
Aufgabe 5	Richtiger Umgang mit Tropfpräparaten	□	□	□
Aufgabe 6	Richtiger Umgang mit festen Peroralia	□	□	□
Aufgabe 7	Feste Peroralia richtig schlucken	□	□	□
Aufgabe 8	Öffnen und Teilen von Peroralia	□	□	□
Aufgabe 9	Richtiger Umgang mit Tees	□	□	□
Aufgabe 10	Gurgellösungen und Mundsprays	□	□	□
Aufgabe 11	Korrekte Anwendung von Verneblern	□	□	□
Aufgabe 12	Dosieraerosol oder Pulverinhalator?	□	□	□
Aufgabe 13	Besonderheiten der Inhalationssysteme	□	□	□
Aufgabe 14	Inhalationssysteme Übersicht	□	□	□
Aufgabe 15	Rektale Darreichungsformen	□	□	□
Aufgabe 16	Vaginale Darreichungsformen	□	□	□
Aufgabe 17	Anwendung von Augenarzneimitteln	□	□	□
Aufgabe 18	Arzneimittel für Nase und Ohr	□	□	□
Aufgabe 19	Kutane Arzneimittel	□	□	□
Aufgabe 20	Transdermalpflaster	□	□	□

GUT VERNETZT – SICHER GEMERKT

aha

Beschreiben Sie folgende Begriffe und bringen Sie diese anschließend in einen logischen Zusammenhang, indem Sie auf Gemeinsamkeiten bzw. Gegensätze prüfen.
Dosieraerosol | kühlkettenpflichtig | Analdehner | kühl zu lagern | Senkrechttropfer | Randtropfer | Trockensaft | Vernebler | Gurgellösung | Transdermalpflaster | Spacer | Mundspray | Puderspray | Irrigator | Retardtablette | Kapsel | Pulverinhalator

Aufgabe 1 Applikationssysteme für Insuline

Benennen Sie die folgenden Insulin-Applikationssysteme und ordnen Sie die vorgegebenen Attribute korrekt zu. *Hinweis: Mehrfachnennung möglich!*

Verwenden Sie folgende Attribute:
Für Kinder gut geeignet | Insulinpatronen austauschbar | nicht wiederbefüllbar | Einmalartikel | Kolben wird durch Knopfdruck bewegt | Kolben wird durch zuvor gespannte Feder bewegt | kontinuierliche Abgabe von Insulin | wenig Kraft für Applikation notwendig

	Abbildung	Beschreibung
A	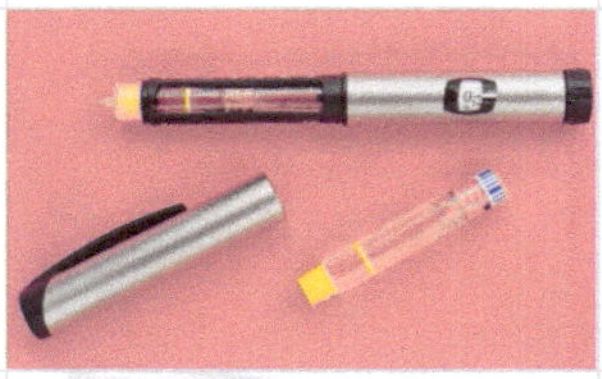	
B	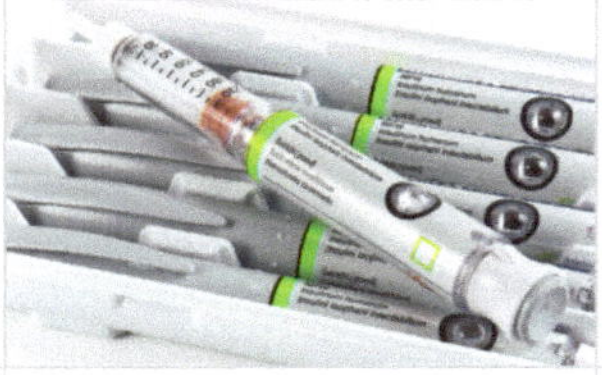	
C	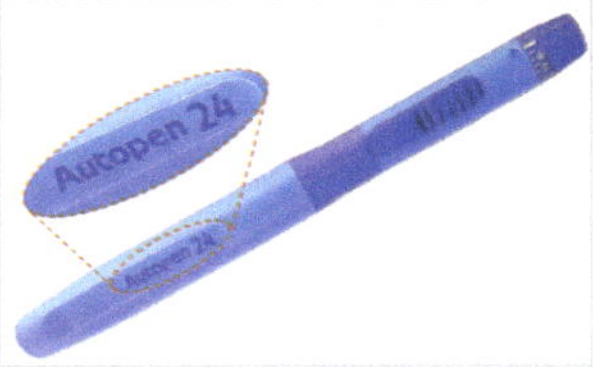	
D	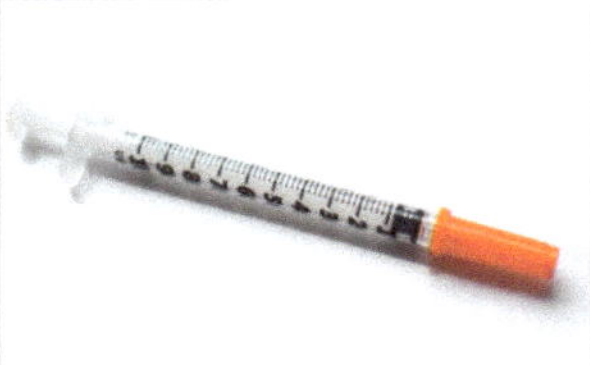	
E	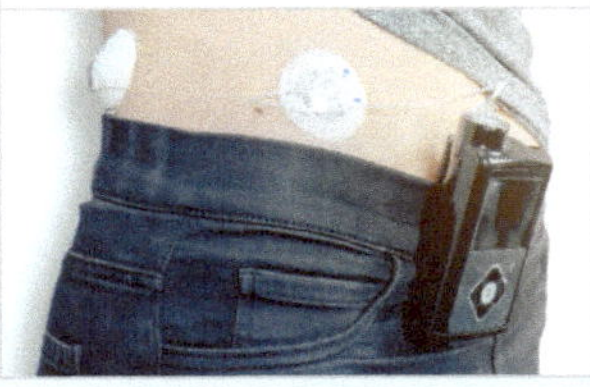	

Aufgabe 2 Anwendungshinweise für Insuline

2a Entscheiden Sie, ob folgende Behauptungen zutreffen und markieren Sie anschließend die entsprechenden Felder im untenstehenden Raster. Bei richtiger Beantwortung ergibt sich ein Lösungsbild.

Nr.	Behauptung	richtig	falsch
1.	Insulin-Vorräte sind vom Patienten im Gemüse- oder Tiefkühlfach des Kühlschranks aufzubewahren.	4	44
2.	Die Insulin-Applikation erfolgt intramuskulär.	68	71
3.	Um Insulinsuspensionen zu homogenisieren, sind diese vor der Applikation gut zu schütteln.	48	57
4.	Um Irritationen vorzubeugen, sollte das Insulin vor der Verwendung auf Raumtemperatur erwärmt werden.	72	23
5.	Ein Pen mit eingelegter Patrone muss im Kühlschrank aufbewahrt werden.	74	25
6.	Insulin muss lichtgeschützt gelagert werden.	51	8
7.	In der Regel beträgt die Aufbrauchfrist für Insuline bei Raumtemperatur zwischen vier und sechs Wochen.	9	20
8.	Ist ein Insulinpen defekt, können U400-Einmalspritzen verwendet werden, um den Inhalt der eingelegten Patronen zu applizieren.	98	46
9.	Bei Reisen in tropische Länder ist eine Isoliertasche als Transportbehälter für das Insulin sinnvoll.	92	60
10.	Bei besonders hohen Temperaturen ist das Insulin in direktem Kontakt mit Kühlakkus aufzubewahren.	40	64
11.	Bei besonders niedrigen Temperaturen ist das Insulin körpernah z. B. in der Innentasche zu tragen.	41	52
12.	Wurde das Insulin während eines Einkaufs für 60 Minuten im überhitzten Auto liegen gelassen, muss es ersetzt werden.	81	32

90	59	67	40	6	17	100	65	9	49	77	35	30	52	74	103	47
44	4	75	80	50	5	85	97	20	62	79	43	39	41	25	2	70
21	95	55	64	12	81	32	71	105	68	18	1	101	96	73	31	99
37	8	51	82	27	45	15	28	29	91	60	53	22	92	7	16	36
19	10	102	66	54	93	23	72	24	84	33	63	38	106	42	48	56
94	58	24	13	76	83	3	69	26	104	98	14	46	57	11	61	78

2b Vervollständigen Sie die nachstehenden Anweisungen zur korrekten Insulin-Applikation und bringen Sie diese anschließend in die richtige Reihenfolge.

- Für ______________ Sekunden warten.
- Nadel rasch im _______ Winkel herausziehen.
- Geeignete Hautpartie (____ oder ____) auswählen.
- Benötigte Dosis durch _______________ des _________________________ einstellen.
- Pen vor der Applikation vorsichtig ____ ________________________________bis eine homogene Trübung sichtbar wird (nur bei Suspensionen).
- Bei der nächsten Injektion Hautpartie ____.
- Zur ____, ca. 2 Einheiten einstellen und verwerfen.
- Penknopf ____________________ und ________________________ herunterdrücken.
- Kanüle vollständig im ________ Winkel einstechen (bei 4–5 mm Kanüle __________________ Hautfalte).
- Kanüle nach der Anwendung ____________________.
- Neue _________________________ auf Pen aufbringen.

8

Aufgabe 3 Lagerungshinweise für Impfstoffe

Vervollständigen Sie folgenden Lückentext.

Wird ein Lebendimpfstoff (z. B. gegen _________________________) vom Patienten ohne Kühltasche von der Apotheke direkt zum Arzt transportiert, muss er ______________________________ werden. Wird der Lebendimpfstoff dagegen in einer Kühlbox zum Arzt transportiert, kann er in der Arztpraxis ___________________________ bis zum Verbrauch gelagert werden. Lebendimpfstoffe zählen somit zu den ____ Waren.

Für den Transport eines Totimpfstoffs (z. B. gegen _______________________) von der Apotheke direkt zum Arzt ist __________________ Kühltasche erforderlich. Soll der Impfstoff erst einen Tag später verimpft werden, kann der Impfstoff durch den Patienten bei ____ gelagert werden. Erfolgt die Applikation erst nach 5 Tagen, ist der Impfstoff bis zum Impftermin ________________ ____ zu lagern. Totimpfstoffe sind somit ____ Waren.

In jedem Fall dürfen Impfstoffe nicht ____ oder ____ gelagert werden, da sonst die Wirksamkeit beeinträchtigt sein kann.

Aufgabe 4 Richtiger Umgang mit Trockensäften

4a Im Folgenden finden Sie Abbildungen zur Rekonstitution von Trockensäften. Bringen Sie diese in die richtige Reihenfolge.

4b Beschreiben Sie die einzelnen Schritte in eigenen Worten und erklären Sie, weshalb diese jeweils notwendig sind.

A

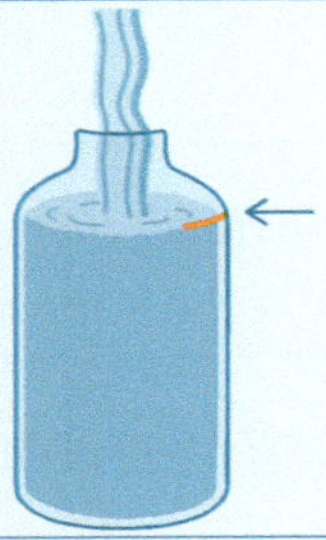

B

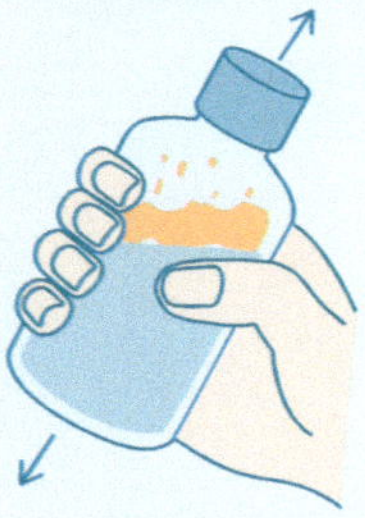

C

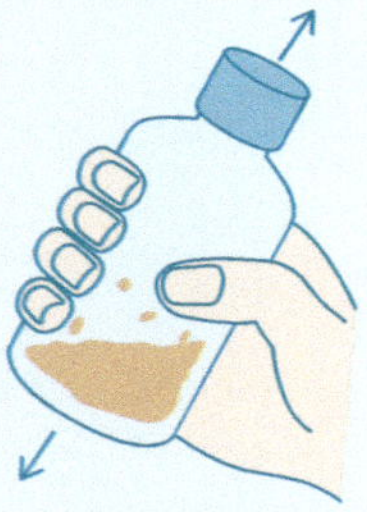

D

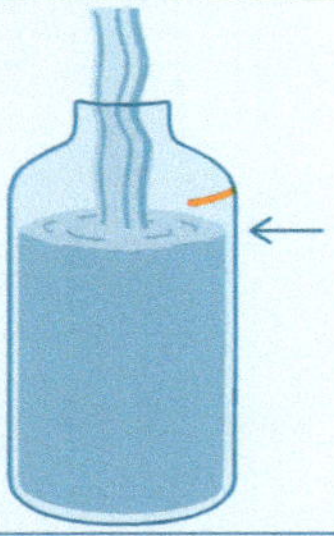

4c Nennen Sie darüber hinaus drei wichtige Hinweise, die Sie bei der Abgabe von Trockensäften Ihren Kunden mitgeben sollten.

4d Wie kann die Akzeptanz von Clarithromycinsäften bei Kindern erhöht werden? Nennen Sie zwei Tipps.

Aufgabe 5 Richtiger Umgang mit Tropfpräparaten

5a Skizzieren Sie in der Tabelle je einen Zentraltropfer und einen Randtropfer.

5b Ergänzen Sie anschließend die Tabelle.

	Zentraltropfer	Randtropfer
Skizze		
Besondere optische Merkmale		
Ausrichtung bei der Tropfenentnahme		
Hinweis zum Antropfen		

5c Skizzieren Sie zwei unterschiedliche Pipettenmonturen.

5d Erläutern Sie stichpunktartig, wie sich die Pipetten in der Anwendung unterscheiden.

Aufgabe 6 Richtiger Umgang mit festen Peroralia

In folgender Geschichte läuft bei der Anwendung fester Peroralia einiges schief.

6a Markieren Sie acht Fehler.

Jeden Morgen sortiert Frau Kuhn die Tabletten für ihren Mann in einen Tablettenspender. Dazu drückt sie die Hartkapseln und Tabletten gleichermaßen aus den Blistern in das jeweilige Tageszeiten-Fach und legt auch die Brausetablette mit hinein. Da Herr Kuhn die ersten Tabletten gleich nach dem Aufstehen einnehmen muss, legt sie ihm den Tablettenspender neben das Bett. Herr Kuhn schluckt die erste Tablette noch vor Ort hinunter und richtet sich anschließend auf.
Während Herr Kuhn sich mit seinem Tablettenspender zum Duschen ins Bad begibt, bereitet Frau Kuhn die Tabletten für ihren Sohn vor. Niklas ist gerade vier Jahre geworden und mag die Tabletten gar nicht. Denn sobald er anfängt sie zu kauen, schmecken diese furchtbar bitter. Brausetabletten findet er da schon besser. Diese schmecken gut und bitzeln so schön auf der Zunge, wenn man sie in den Mund nimmt.
Währenddessen greift Frau Kuhn nach ihrer gelben Tablette und spült sie mit einem großen Schluck warmem Kaffee hinunter. Die weiße Kapsel macht sie vor der Einnahme lieber gleich auf, da diese sonst wieder im Hals kleben bleibt. Allerdings klappt das auch nicht so gut, denn die kleinen Kügelchen stecken oft noch bis zum Zähneputzen in den Zahnzwischenräumen.

6b Machen Sie Familie Kuhn fünf begründete Verbesserungsvorschläge.

- ______________________________
- ______________________________
- ______________________________
- ______________________________
- ______________________________

Aufgabe 7 Feste Peroralia richtig schlucken

7a Beim Schlucken von Kapseln und Tabletten sollten unterschiedliche Kopfhaltungen eingenommen werden. Kennzeichnen Sie in folgenden Abbildungen jeweils die wahrscheinliche Lage einer Kapsel bzw. Tablette.

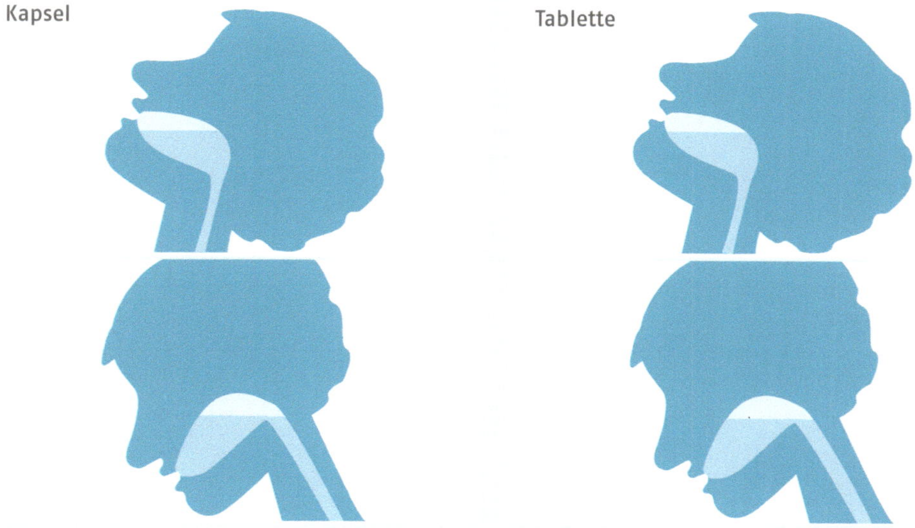

7b In welcher Haltung sollten Kapseln daher eingenommen werden? Begründen Sie Ihre Antwort in eigenen Worten.

Aufgabe 8 Öffnen und Teilen von Peroralia

8a Um die Einnahme zu erleichtern, dürfen manche Kapseln geöffnet werden. Nennen Sie vier Gründe, die dazu führen können, dass eine Kapsel nicht geöffnet werden darf.

8b Im Folgenden finden Sie Packungsbeilagen-Ausschnitte von zwei retardierten Tabletten. Wie lässt sich der Unterschied in der Teilbarkeit der beiden Tabletten erklären?

Art der Anwendung
Die Tablette wird unzerkaut mit ausreichend Flüssigkeit (z. B. 1 Glas Wasser, kein Grapefruitsaft!), am besten morgens eine halbe Stunde vor dem Frühstück, eingenommen.
Die Tabletten sollten in einem 24-stündigen Abstand eingenommen werden, d. h. immer zu derselben Tageszeit. Zur Sicherheit der lang dauernden Wirkung und zur Vermeidung erhöhter Blutspiegel sind die Nifedipin STADA® uno Retardtabletten unbedingt ungeteilt, unzerbissen und unzerkaut einzunehmen.

Wie Valpro beta chrono aussieht und Inhalt der Packung
Weiße Oblong-Filmtabletten mit beidseitiger Bruchkerbe. Die Filmtabletten können in gleiche Hälften geteilt werden.

Packung mit 50,100 und 200 Retardtabletten.

____

____

____

____

____

____

____

____

Aufgabe 9 Richtiger Umgang mit Tees

9a Nennen Sie die drei möglichen Zubereitungsarten von Tees und erklären Sie diese stichpunktartig.

- ____
- ____
- ____

9b Ordnen Sie folgenden Tee-Drogen die richtige Zubereitungsart zu.

Nr.	Teedroge	Zubereitungsart
a)	Melissae folium	
b)	Harpagophytii radix (Teufelskralle)	
c)	Althaeae radix	
d)	Lichen islandicus	
e)	Menthae piperitae folium	
f)	Myrtilli fructus	

8

Aufgabe 10 Gurgellösungen und Mundsprays

Flüssige Zubereitungen zur Anwendung in der Mundhöhle können gegurgelt oder eingesprüht werden. Kennzeichnen Sie in den Abbildungen jeweils die Bereiche, in denen die Zubereitungen wahrscheinlich ihre Wirkung entfalten.

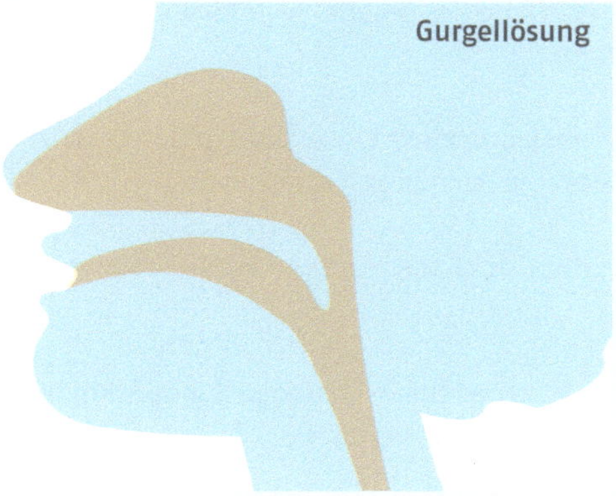

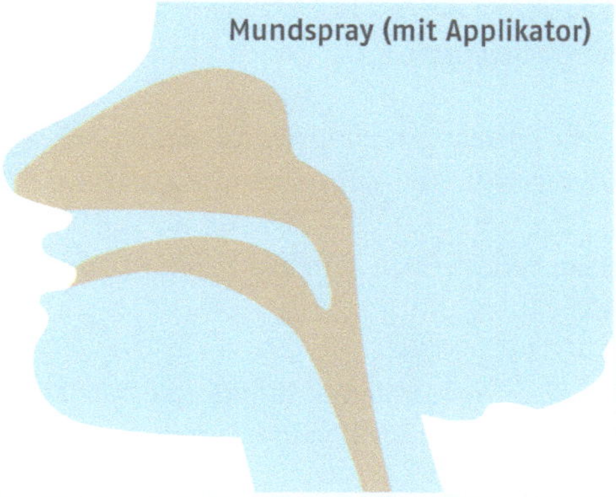

Aufgabe 11 Richtiger Umgang mit Verneblern

Bringen Sie die folgenden Abbildungen zur Anwendung von Verneblern in die richtige Reihenfolge und beschreiben Sie anschließend die einzelnen Schritte stichpunktartig.

A

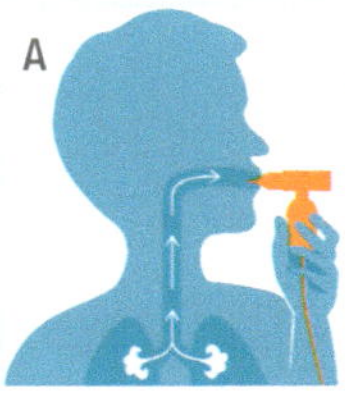

B

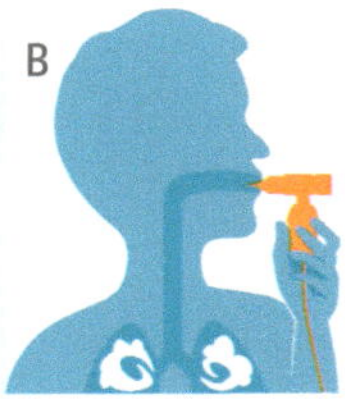

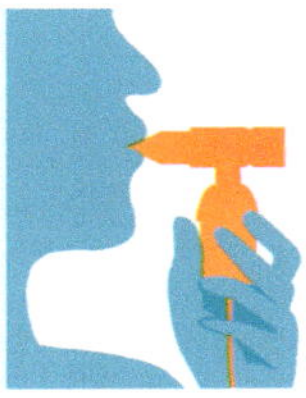

D

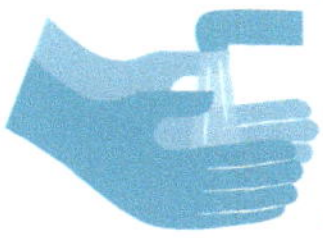

E

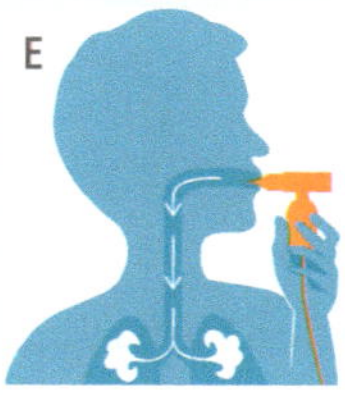

F

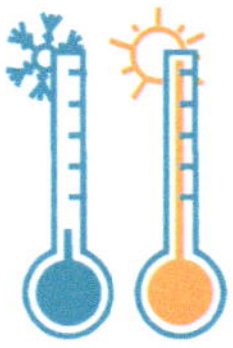

G

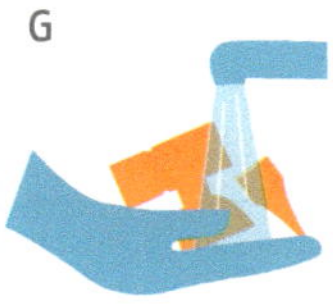

H

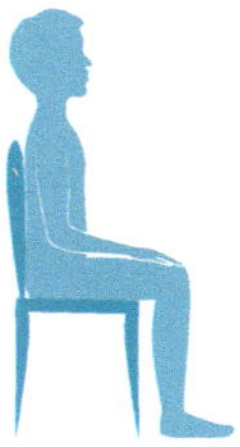

Aufgabe 12 Dosieraerosol oder Pulverinhalator?

Im Folgenden finden Sie Behauptungen zu Inhalationssystemen. Entscheiden Sie, ob diese jeweils für einen Pulverinhalator oder ein Dosieraerosol gelten. Nutzen Sie dafür z. B. farbige Markierungen.

1. Vor Gebrauch meist schütteln.
2. Zügig und kräftig einatmen.
3. Bei längerem Nichtgebrauch zuvor 1–3-mal ohne Inhalation betätigen.
4. Während des Einatmens Inhalationssystem auslösen.
5. Auf die korrekte Haltung des Inhalators (senkrecht/waagerecht) bei der Anwendung achten.
6. Inhalation einer Dosis kann in der Regel in mehreren Atemzügen erfolgen.
7. Inhalat befindet sich zum Teil in Blistern oder Kapseln.
8. Mundstück mit warmem Wasser reinigen.
9. Bei einigen Präparaten ist die erfolgte Inhalation durch süßen Geschmack wahrzunehmen.
10. Durch kräftigen Druck auf Knöpfe am Inhalator wird das Inhalat bereitgestellt.
11. Inhalation und Auslösung müssen in der Regel in zeitlicher Übereinstimmung erfolgen.
12. Bei einigen Präparaten ist die Inhalation durch ein summendes Geräusch wahrzunehmen.
13. Inhalat befindet sich in Einzel- oder Mehrdosenbehältnissen.
14. Mundstück mit Lippen luftdicht verschließen.
15. Langsam und tief einatmen.
16. Verwendung von Spacern möglich.
17. Nach Bereitstellung der Dosis Erschütterungen vermeiden.
18. Inhalat ist feuchtigkeitsempfindlich.

Aufgabe 13 Besonderheiten der Inhalationssysteme

13a Was passiert in folgenden Inhalationssystemen, wenn der Kunde auf das Gehäuse bzw. auf die dort angebrachten Knöpfe/Tasten drückt?

- Handihaler®: ____________________
- Dosieraerosol: ____________________
- Novolizer®: ____________________

13b Nennen Sie mindestens zwei Gründe, weshalb der Einsatz von Spacern bzw. Vorschaltkammern sinnvoll sein kann.

____

____

____

____

____

13c Welchen Vorteil bieten Easi-Breathe®, k-haler® und Autohaler®? Erklären Sie, wie diese Besonderheit funktioniert.

____

____

____

____

____

____

13d Ein Kunde erhält den Beclomet Easyhaler®. Welche speziellen Anwendungshinweise für dieses Präparat sollten Sie ihm geben?

a) Wirkstoffbezogen: ____

____

b) Inhalationssystembezogen: ____

____

Aufgabe 14 Inhalationssysteme Übersicht

Für ein besseres Verständnis des Lernstoffs hilft es, Begriffe zum Thema logisch anzuordnen. Erstellen Sie daher eine Übersicht über die verschiedenen Inhalatoren.
Hinweis: Schauen Sie sich nochmals Lösungsvorschlag B in den Erklärungen zum Workbook an. Wenn Sie weitere Hilfe benötigen, nutzen Sie die untenstehenden Begriffe.

Inhalatoren

BLISTER, PULVERINHALATOREN, WIEDERBELADBAR, MEHRDOSENBEHÄLTNIS, DOSIERAEROSOLE, ATEMZUG-GESTEUERT, EINZELDOSENBEHÄLTNIS, NICHT WIEDERBELADBAR, NICHT ATEMZUG-GESTEUERT, KAPSEL

Aufgabe 15 Rektale Darreichungsformen

15a Richtig oder Falsch? Entscheiden Sie, ob folgende Aussagen zutreffen.

Nr.	Behauptung	richtig	falsch
1.	Rektalsalben mit terminaler Öffnung werden durch Druck auf die Tube und gleichzeitiges Drehen appliziert.		
2.	Der Anwendungsdruck eines Irrigators lässt sich elektronisch verstellen.		
3.	Mikroklysmen sind beim Herausziehen gedrückt zu halten.		
4.	Geschmolzene Zäpfchen auf Hartfettbasis können unter Umständen nach dem erneuten Aushärten noch verwendet werden.		
5.	Nach der Anwendung von flüssigen rektalen Zubereitungen sollte dem Stuhldrang sofort nachgegeben werden.		
6.	Rektalkapseln sind temperatur- und feuchtigkeitsempfindlich.		
7.	Nach der Anwendung von Makroklysmen sollten die Patienten einige Zeit auf der rechten Seite liegen.		
8.	Zäpfchen aus Polyethylenglykol sind temperaturempfindlich.		
9.	Um das Herausrutschen zu vermeiden, feste rektale Darreichungsformen gegebenenfalls mit dem dicken Ende voran einführen.		
10.	Lokal wirkende Klistiere erst nach der Darmentleerung anwenden.		
11.	Makroklysmen vor der Anwendung herunterkühlen.		
12.	Nach der Anwendung sind Rektalsalben-Applikatoren von außen und innen mit Wasser zu reinigen.		
13.	Analdehner sind spezielle Applikationsrohre, die nach der Applikation einige Zeit im Analkanal verbleiben.		

15b Korrigieren Sie die falschen Begriffe/Satzteile.

15c Wie kann das Einführen der folgenden Darreichungsformen erleichtert werden?

a) Klysmen: ______

b) Rektal-Salbe mit Applikator: ______

c) Rektalkapseln: ______

15d Anhand der Grundlage können zwei Suppositorien-Arten unterschieden werden. Nennen Sie diese und grenzen Sie sie mithilfe der Tabelle voneinander ab.

Bezeichnung		
a) Stabilität/Lagerung		
b) Erleichterte Anwendung durch …		
c) Wirkstofffreisetzung durch …		

Aufgabe 16 Vaginale Darreichungsformen

Begründen Sie folgende Abgabehinweise.

a) Bei Anwendung von paraffin- oder glycerinhaltigen vaginalen Zubereitungen keine Latex-Kondome verwenden.

______

b) In der Schwangerschaft vaginale Darreichungsformen ohne Applikatoren verwenden.

______

c) Bei akutem Kinderwunsch sollte auf Hydrogel-Gleitgele verzichtet werden.

______

d) Vaginale Zubereitungen am besten vor dem Schlafen gehen verwenden.

______

e) Bei der Anwendung von Vaginalia empfiehlt sich die Verwendung von Slipeinlagen.

______

f) Verschmutze Vaginalringe nur mit lauwarmem Wasser reinigen.

______

g) Vaginalringe nach der Anwendung in Tüte verpackt im Restmüll entsorgen.

______

h) Das Abgabedatum ist bei Circlet® und NuvaRing® auf der Verpackung zu notieren.

______

Aufgabe 17 Anwendung von Augenarzneimitteln

17a Bei Arzneimitteln zur Anwendung am Auge ist ganz besonders auf eine hygienische Handhabung zu achten. Nennen Sie in diesem Kontext vier Anwendungshinweise.

- ______________________________
- ______________________________
- ______________________________
- ______________________________

17b Folgende Patienten haben Schwierigkeiten bei der Anwendung ihrer Augentropfen (AT). Geben Sie ihnen je einen Tipp um die Anwendung zu verbessern bzw. zu erleichtern.

a) Herr Bogner erhält zum ersten Mal AT mit einem erhöhten Risiko für systemische Nebenwirkungen. Als er den Beipackzettel studiert wird er sehr unruhig.

____

b) Herr Balier erhält AT für seine 6-jährige Tochter. Er ist verunsichert, da er nicht weiß, wie er die Augentropfen bei diesem quirligen Kind anwenden soll.

____

c) Frau Midjal leidet unter trockenen Augen. Sie berichtet Ihnen, dass ihr die AT oft nur sehr kurz Linderung verschaffen.

____

d) Frau Chang soll ab sofort täglich zwei verschiedene AT-Präparate anwenden. Sie fragt Sie, wie sie das anstellen soll, da ihr Auge bereits nach der Anwendung des einen Arzneimittels „überläuft".

____

e) Herr Wöhrl erzählt Ihnen, dass nach der Anwendung der AT sein Lid unkontrolliert zuckt und sein Auge sofort zu tränen beginnt.

____

f) Frau Kohn (95 Jahre) erhält zum ersten Mal AT. Sie weiß nicht, wie sie diese anwenden soll, da sie unter Rheuma in den Fingern leidet und stark zittert.

____

Aufgabe 18 Arzneimittel für Nase und Ohr

18a Beschreiben Sie die korrekte Anwendung von Nasentropfen in Stichpunkten.

____

____

____

____

____

____

____

18b Beschreiben Sie die korrekte Anwendung von Ohrentropfen. Ergänzen Sie dafür die Lücken.

- Vor der Anwendung Ohrentropfen ______________________________
  ____
- Für die Anwendung bei Kleinkindern Ohrmuschel ______________________
  und bei Erwachsenen Ohrmuschel ______________________
- Kopf währenddessen ______________ (zu behandelndes Ohr __________)
  und für ______________ Position halten.
- Nach der Applikation in aller Regel den Gehörgang nicht ______________
  da ______________ Millieu ______________
  ______________________ fördern könnte.

Aufgabe 19 Kutane Arzneimittel

Im Folgenden finden Sie verschiedene Anwendungshinweise. Entscheiden Sie, für welche Darreichungsform diese jeweils gelten.

Verwenden Sie folgende Darreichungsformen:
Lösungssprays | Salbenkompressen | Schaumsprays | Pudersprays | Zerstäuberpumpen | Treibgasdosen | Salbensprays

a) Nicht über Kopf anwenden: ______________________

b) Bei der Applikation auf Abstand (20–30 cm) zwischen Haut und Darreichungsform
achten: ______________________

c) Maximal bis zur leichten Reifbildung auf den Härchen anwenden: ______________________

d) Vor der Anwendung kräftig schütteln: ______________________

e) Nach Gebrauch die Darreichungsform auf den Kopf stellen und solange betätigen bis nur noch
Treibgas austritt: ______________________

f) In waagerechter Stellung aufbewahren: ______________________

g) Nur in kleinen Portionen entnehmen: ______________________

Aufgabe 20 Transdermale Darreichungsformen

20a Beantworten Sie die folgenden Fragen zu transdermalen Darreichungsformen.

a) Wie unterscheidet sich die Anwendung von lokal- bzw. transdermal wirkenden Salben?

b) Warum ist es bei Transdermalpflastern (TTS) besonders wichtig auf die richtige Lagerung zu achten?

c) Weshalb darf man TTS nicht auf eine beliebige Körperstelle kleben?

d) Welche Eigenschaften muss eine Hautstelle für die Anwendung von TTS aufweisen?

20b Herr Greiner erhält zum ersten Mal ein Fentanyl-Pflaster. Erklären Sie ihm den korrekten Umgang mit TTS.

a) Nennen Sie drei Punkte, die er beim Anbringen des Pflasters unbedingt beachten soll.

b) Herr Greiner möchte von Ihnen wissen, ob er mit dem Pflaster duschen darf.

c) Was sollte er während der Tragedauer des TTS außerdem beachten?

d) Nach drei Tagen ruft Herr Greiner bei Ihnen an und fragt wie er das Pflaster nun wechseln soll. Erklären Sie stichpunktartig, worauf er achten muss.

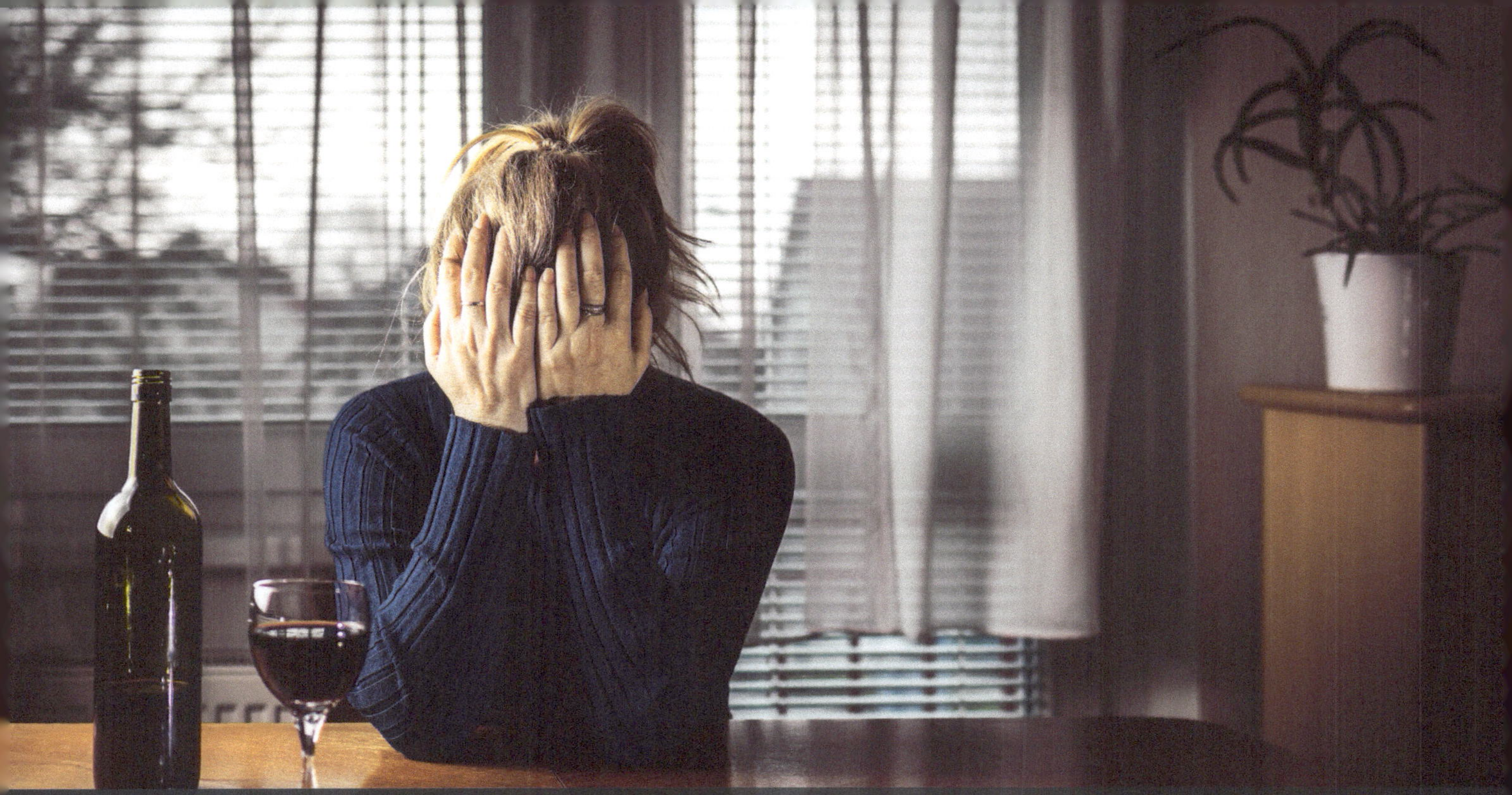

Missbrauch von Arzneimitteln 9

Überprüfen Sie sich selbst

Ich kann folgende Aufgaben lösen		Vollständig	Teilweise	Noch nicht
Aufgabe 1	Begriffsabgrenzung	☐	☐	☐
Aufgabe 2	Arzneistoffe mit Missbrauchspotenzial	☐	☐	☐
Aufgabe 3	Missbräuchliche Anwendung	☐	☐	☐

aha

GUT VERNETZT – SICHER GEMERKT

Beschreiben Sie folgende Begriffe und bringen Sie diese anschließend in einen logischen Zusammenhang, indem Sie auf Gemeinsamkeiten bzw. Gegensätze prüfen.
Missbrauchspotenzial | Gewöhnung | Abhängigkeit | Rebound-Effekt | Entzugssymptome

Aufgabe 1 Begriffsabgrenzung

Unterscheiden Sie die nachstehenden Begrifflichkeiten voneinander: **Missbrauch, Fehlgebrauch, Gewöhnung, Abhängigkeit**.

1a Ordnen Sie dazu die folgenden Attribute richtig zu. Verwenden Sie hierfür z. B. farbige Markierungen. *Hinweis: Mehrfachnennung ist möglich.*

Verwenden Sie folgende Attribute

Einnahme länger als empfohlen | Entzugssymptome | Schädigung der Gesundheit | Dosissteigerung nötig | starkes Bedürfnis nach Konsum | Wirkungsverlust | Konsum trotz negativer Konsequenzen | Anwendung außerhalb der Indikation | Toleranzentwicklung

1b Benennen Sie die folgenden Situationen mit den richtigen Fachbegriffen und begründen Sie stichpunktartig Ihre Entscheidung.

a) Herr K. steht vor seinem ersten Boxkampf. Um in seiner Gewichtsklasse zu bleiben, muss er rasch etwas Gewicht verlieren. Er besorgt sich deshalb Abführmittel.

____

____

b) Wegen starker Schmerzen erhielt Frau S. lange Zeit Oxycodon. Mittlerweile hat sie keine Schmerzen mehr, aber das sagt sie dem Arzt nicht. Durch die langjährige Einnahme kann sie ohne die Tabletten nicht mehr einschlafen und bekommt Schweißausbrüche.

____

____

c) Um ihr Gewicht gering zu halten, nimmt Frau L. seit Jahren Abführmittel ein. Ihre Leistungsfähigkeit hat seitdem jedoch stark abgenommen, sie fühlt sich oft schlapp und kraftlos.

____

____

d) Von der Arbeit am Bildschirm bekommt Frau F. oft Kopfschmerzen. Sie nimmt daher öfter eine Woche lang Kopfschmerztabletten ein.

____

____

e) Herr M. leidet unter Schlafstörungen. Die ursprüngliche Dosierung seines Schlafmittels wirkt schon lange nicht mehr.

____

____

f) Herr W. besorgt sich regelmäßig ein abschwellendes Nasenspray. Ohne das Spray bekommt er abends kaum Luft, da die Nase sich verstopft anfühlt.

____

____

Aufgabe 2 Arzneistoffe mit Missbrauchspotenzial

2a Finden Sie fünfzehn typische Wirkstoffe mit Missbrauchspotenzial.
Hinweis: Die Wörter können senkrecht, waagerecht sowie rückwärts versteckt sein.

P	Z	X	N	W	N	I	R	D	E	H	P	E	O	D	U	E	S	P	C	L
D	J	Z	L	D	H	L	Q	I	S	T	H	P	A	U	D	L	N	T	E	T
I	A	O	T	M	Y	U	N	R	J	E	D	E	V	I	S	Q	F	S	C	W
H	N	P	J	R	I	R	K	N	A	T	P	I	R	T	A	R	A	N	C	Q
N	T	I	H	L	Y	D	O	C	A	S	I	B	H	R	U	E	W	K	W	Z
P	H	C	J	F	B	F	T	X	Y	L	O	M	E	T	A	Z	O	L	I	N
P	R	L	J	Q	D	E	X	T	R	O	M	E	T	H	O	R	P	H	A	N
T	A	O	H	T	H	U	L	O	P	E	R	A	M	I	D	D	S	B	G	R
G	G	N	N	A	T	W	S	S	G	S	Q	N	O	X	Y	C	O	D	O	N
K	L	C	M	D	I	U	G	N	U	N	Y	F	U	L	S	P	W	T	P	A
C	Y	P	Z	I	L	Q	U	M	W	E	H	Q	C	M	D	M	S	X	Z	K
E	K	D	R	N	I	F	B	N	I	F	O	X	O	G	I	P	T	E	C	R
K	O	N	C	E	D	G	I	I	D	O	W	L	D	S	A	F	D	G	I	N
U	S	M	V	H	I	K	J	A	W	R	J	S	E	U	Z	H	V	I	H	Z
H	I	C	H	P	N	P	W	V	I	P	O	O	I	T	E	D	M	I	B	M
T	D	M	E	L	A	D	N	E	Y	U	C	K	N	N	P	M	W	J	I	Q
A	E	O	D	Y	M	C	I	X	J	B	F	U	B	Y	A	Z	X	E	G	U
O	J	E	R	H	T	X	X	R	U	I	H	A	D	C	M	K	Q	W	W	P
Q	F	B	W	T	D	Y	R	D	C	M	I	Z	K	X	M	D	M	W	Q	D
V	P	J	X	E	R	R	E	N	I	M	A	L	Y	X	O	D	N	N	R	M
H	T	Z	A	M	J	G	K	E	J	L	G	D	Y	A	O	D	V	N	Z	C

2b Ordnen Sie die Arzneistoffe aus **2a** in sechs Arzneistoffgruppen und benennen Sie diese.

9

Aufgabe 3 Missbräuchliche Anwendung

3a Ergänzen Sie die folgende Tabelle. Nennen Sie zu jeder Wirkstoffgruppe je ein Beispiel für eine Indikation und eine missbräuchliche Anwendung.

Nr.	Wirkstoff(gruppe)	Pharmazeutische Indikation – Beispiel	Missbräuchliche Anwendung – Beispiel
a)	H_1-Antihistaminika		
b)	Loperamid		
c)	Nicht-opioide Analgetika		
d)	α-Sympathomimetika		
e)	Benzodiazepine		
f)	Triptane		
g)	Antitussiva		
h)	Psychostimulanzien		
i)	Opioid-Analgetika		
j)	Laxanzien		

3b Nennen Sie je eine Maßnahme, die ergriffen wird/wurde, um den Einsatz der in **3a** genannten Wirkstoffgruppen sicherer zu machen.

a) ____________________

b) ____________________

c) ____________________

d) ____________________

e) ____________________

f) ____________________

g) ____________________

h) ____________________

i) ____________________

j) ____________________

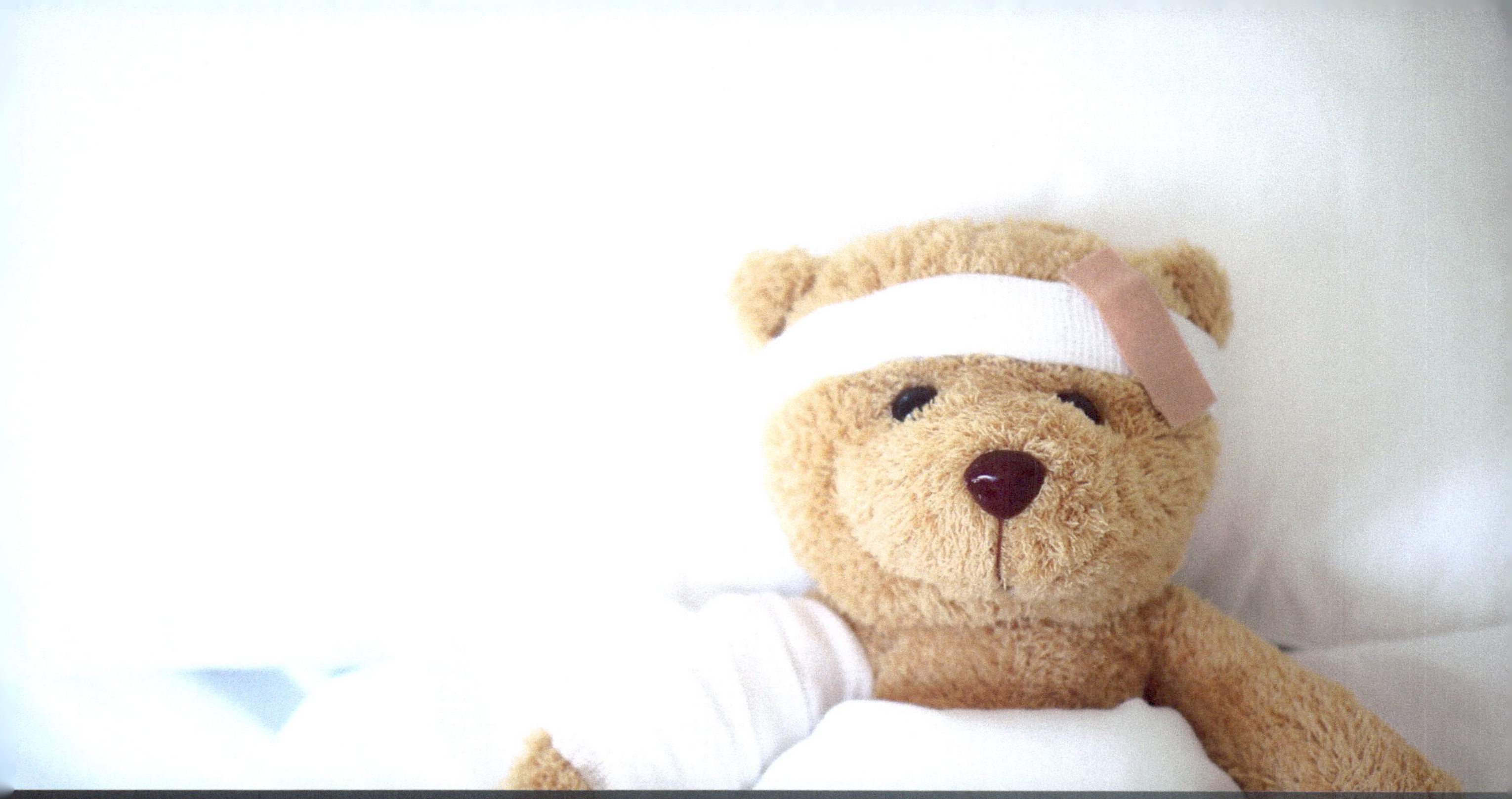

Medizinprodukte 10

Überprüfen Sie sich selbst

Ich kann folgende Aufgaben lösen		Vollständig	Teilweise	Noch nicht
Aufgabe 1	Medizinprodukt versus Arzneimittel	☐	☐	☐
Aufgabe 2	Wundarten und Wundversorgung	☐	☐	☐
Aufgabe 3	Pflasterspezialitäten	☐	☐	☐
Aufgabe 4	Aufsaugende Inkontinenzprodukte	☐	☐	☐
Aufgabe 5	Inkontinenzberatung	☐	☐	☐
Aufgabe 6	Ableitende Systeme	☐	☐	☐
Aufgabe 7	Fehlerquellen in der Blutdrucktherapie	☐	☐	☐
Aufgabe 8	Diabetiker in der Apotheke	☐	☐	☐

aha

GUT VERNETZT – SICHER GEMERKT

Beschreiben Sie folgende Begriffe und bringen Sie diese anschließend in einen logischen Zusammenhang, indem Sie auf Gemeinsamkeiten bzw. Gegensätze prüfen.
Medizinprodukt | Arzneimittel | Schnittwunde | Schürfwunde | Kompresse | Pflaster | Inkontinenz | Bluthochdruck | Diabetes

Aufgabe 1 Medizinprodukt versus Arzneimittel

1a Worin unterscheiden sich Medizinprodukte und Arzneimittel? Nennen Sie zwei Punkte.

1b Nennen Sie je vier Beispiele:

a) Medizinprodukte:

b) Arzneimittel:

Aufgabe 2 Wundarten und Wundversorgung

2a In welchen Fällen muss eine Wunde ärztlich versorgt werden? Nennen Sie drei Gründe.

-
-
-

JETZT WIRD'S KNIFFLIG!

Was sehen Sie hier? Welche Bedeutung hat die Nummer und weshalb ist diese nur in einem Fall angegeben?

2b Sind die Behauptungen richtig oder falsch? Verbinden Sie anschließend die entsprechenden Punkte im untenstehenden Feld, um ein Lösungsbild zu erhalten.

Nr.	Behauptung	richtig	falsch
1.	Je nach Tiefe der Verletzung werden Verbrennungen in vier Schweregrade eingeteilt.	10	21
2.	Schürfwunden bluten fast immer, da die Lederhaut mit verletzt wird.	14	18
3.	Die hydrophile Wundkontaktschicht einer Kompresse verklebt nicht mit der Wunde.	8	1
4.	Bei jeder Wunde sollte der Tetanusschutz überprüft werden.	19	12
5.	Die Ränder einer Schnittwunde sind glatt, die Wunden bluten oft.	7	13
6.	Besonders bei Säuglingen ist es wichtig, nach Verbrennungen gut zu kühlen.	5	22
7.	Verbandmittel zur trockenen Wundversorgung saugen das Wundsekret auf.	2	24
8.	Wunden mit Gewebeverlust sind z. B. Dekubitus und Ulcus cruris vensum.	9	17
9.	ES-Kompressen sind aufgrund der hydrophoben Oberfläche gut als dauerhafte Wundauflage geeignet.	15	6
10.	Das Hansaplast® Wundspray kann auch bei Schwangeren und Stillenden eingesetzt werden.	3	11
11.	Polyacrylatkleber zählen zu den hautfreundlichen Pflasterklebemassen.	23	4
12.	Die Hydrokolloid-Technologie wird bei der feuchten Wundversorgung und bei Blasenpflastern eingesetzt.	16	20

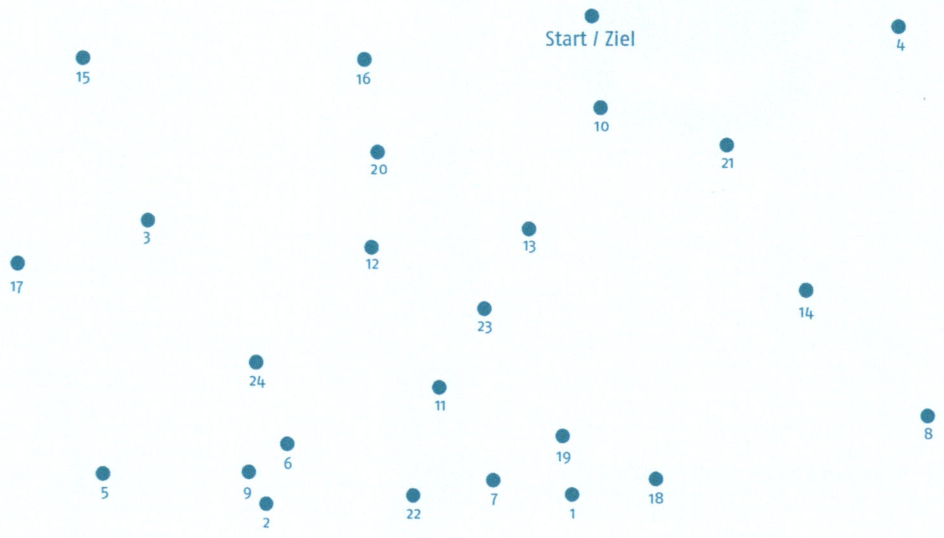

Aufgabe 3 Pflasterspezialitäten

3a Verschiedenste Pflaster stehen zur Versorgung von Wunden zur Verfügung. Benennen Sie die unterschiedlichen Spezialitäten und listen Sie anschließend in Stichpunkten wichtige Eigenschaften auf.

	Pflasterart	Benennung und Eigenschaften
A	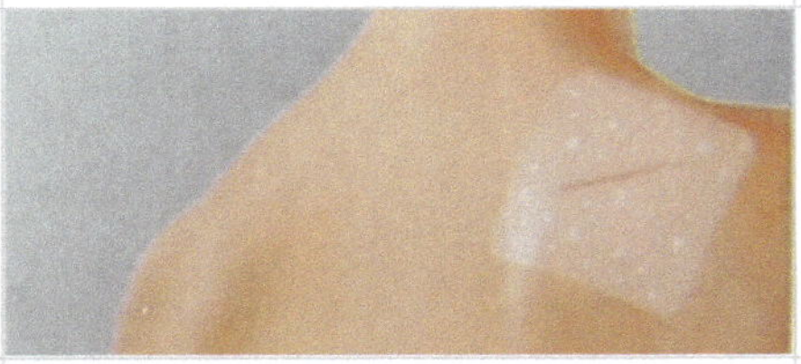	
B	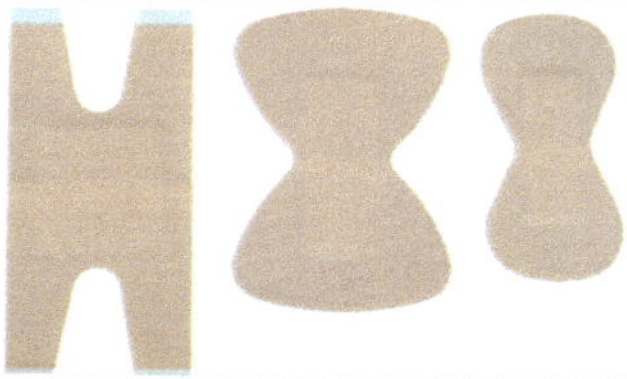	
C	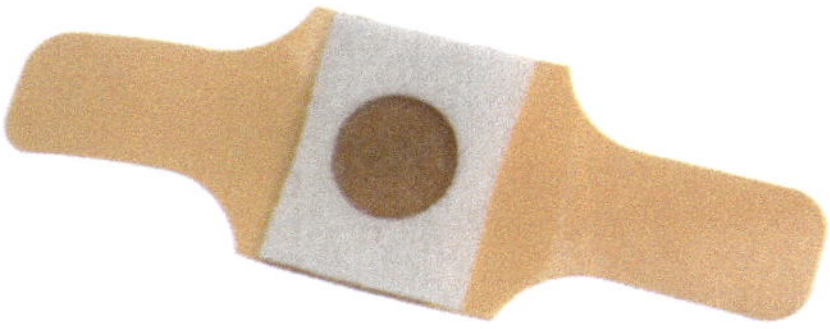	
D	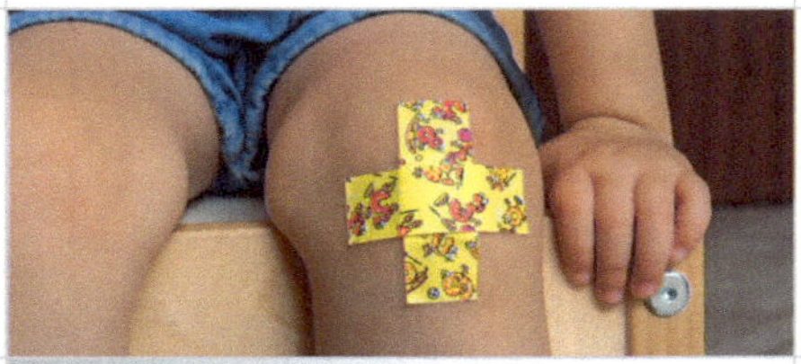	
E	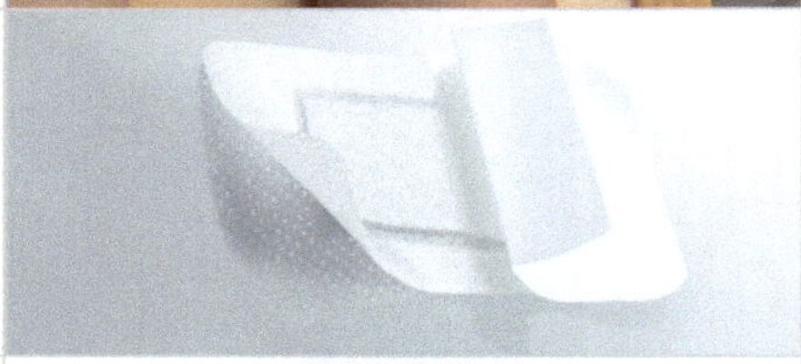	
F	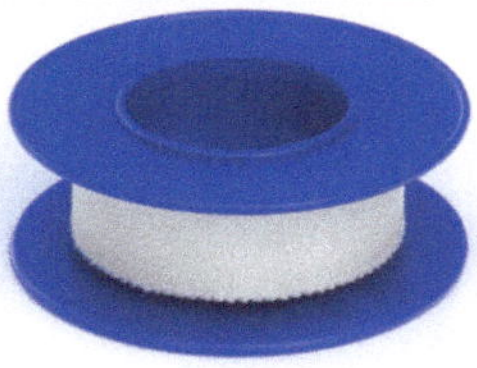	
G	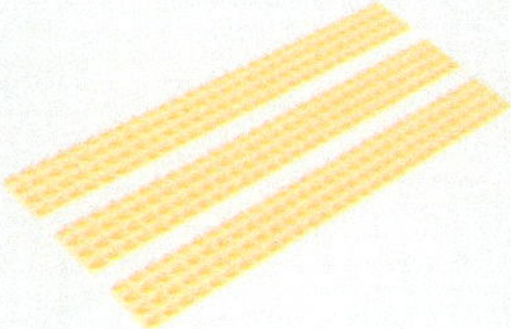	

3b Welche Pfasterklebemassen kennen Sie? Listen Sie auf.

____

Aufgabe 4 Aufsaugende Inkontinenzprodukte

Aufsaugende Inkontinenzprodukte sind aus mehreren Schichten aufgebaut. Benennen Sie die einzelnen Schichten.

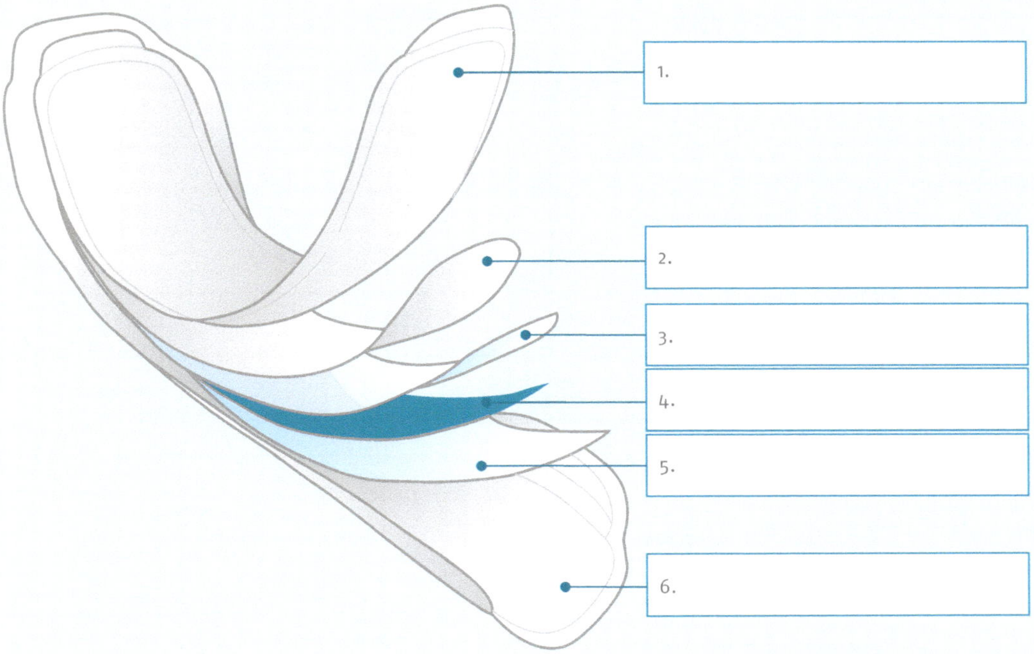

Aufgabe 5 Inkontinenzberatung

5a Welche Fragen müssen in der Inkontinenzberatung gestellt werden, um die richtigen Produkte zur optimalen Versorgung auszuwählen? Nennen Sie mindestens drei.

____

____

____

____

5b Welche unterschiedlichen aufsaugenden Inkontinenzprodukte kennen Sie? Beschreiben Sie in Stichpunkten, in welchen Fällen die einzelnen Produktkategorien geeignet sind.

____

____

____

JETZT WIRD'S KNIFFLIG!

Eine Kundin wünscht eine Packung Tena pants und zusätzlich Vorlagen, um diese in die Pants einzulegen. Sie berichtet, dass ihr die Pants alleine nicht immer ausreichen.

a) Wieso ist die von der Kundin vorgeschlagene Lösung nicht optimal?

b) Wie kann ihr besser geholfen werden?

Aufgabe 6 Ableitende Systeme

6a Welche unterschiedlichen ableitenden Systeme zur Inkontinenzversorgung kennen Sie? Listen Sie auf.

____

____

____

____

6b Nennen Sie mindestens drei verschiedene Gründe, die den Einsatz von ableitenden Systemen in der Inkontinenzversorgung notwendig machen.

____

____

____

6c In der Apotheke wird Ihnen eine Verordnung über einen transurethralen Ballonkatheter, CH 12, Länge 20 cm vorgelegt.

1. Wie erklärt sich die Bezeichnung **Ballon**katheter?

   ____

   ____

2. Ist dieser Katheter eher für einen Mann oder eine Frau bestimmt? Begründen Sie Ihre Antwort stichpunktartig.

   ____

3. Wofür steht die Abkürzung CH? Was gibt der CH-Wert an?

   ____

   ____

6d Setzen Sie die gesuchten Begriffe aus folgenden Silben zusammen:
ra-kon-au-bett-nal-ventil-ab-rück-uri-sup-lauf-beu-bisch-sperre-lauf-pu-tel-dom-gen

a) Verhindert ein Zurücklaufen des Urins: ______________________

b) Dient der Entleerung des Urinbeutels: ______________________

c) Wird durch die Bauchdecke eingeführt: ______________________

d) Hat ein besonders großes Fassungsvermögen: ______________________

e) Ist nur für Männer geeignet: ______________________

f) Die Öffnungen an der Katheterspitze heißen: ______________________

Aufgabe 7 Fehlerquellen in der Blutdrucktherapie

Drei Damen machen beim Kaffeekränzchen unwissentlich einiges falsch. Finden Sie die Fehler und korrigieren Sie diese. *Tipp: Die Geschichte eignet sich auch als Rollenspiel.*

***Erzähler:** Frau Käthe Moser, Frau Lisette Stumpf und Frau Erna Powidl sind alte Bekannte. Jeden Donnerstag treffen sie sich im Stadtparkcafé zum gemeinsamen Frühstück. Frau Stumpf und Frau Powidl sind schon da, Frau Moser kommt wie immer ein bisschen verspätet.*
***Frau Stumpf:** „Da bist du ja endlich! Wir haben schon gedacht, du kommst nicht mehr und haben inzwischen schon mal bestellt."*
***Frau Moser:** „Tut mir leid, ich war noch schnell in der Apotheke. Mein altes Blutdruckmessgerät spinnt und da hab ich mir ein neues gekauft. Und gegen meinen hartnäckigen Husten hab ich mir auch einen Saft geholt."*
***Frau Powidl:** „Da hast du die Speisekarte – such dir was aus!"*
***Frau Moser:** „Ach, ich weiß schon, was ich will, ich nehm das gleiche wie immer. Und ich bin jetzt neugierig, ob das neue Blutdruckmessgerät funktioniert, das probiere ich gleich aus."*
***Erzähler:** Frau Moser legt das Gerät um und geht damit zum Fenster, damit sie die Anzeige besser ablesen kann. Inzwischen kommt der Kellner und will die Bestellung aufnehmen. Vom Fenster aus winkt sie mit beiden Armen und ruft ihm zu:*
***Frau Moser:** „Hallo ich bin hier – ein Kännchen Kaffee und ein Croissant wie immer bitte! Mensch, ich könnt mich aufregen. Jetzt steht hier schon wieder „Error". Das ist ja der gleiche Mist wie beim letzten Gerät. Na das bring ich nachher gleich zurück."*
***Frau Powidl:** „Jetzt komm endlich her, dein Kaffee ist da, der wird ja kalt."*
***Frau Moser:** „Jaja. Ach, ich muss auch noch meine Blutdrucktablette nehmen. Ach nein, jetzt hab ich die Ramipril zu Hause vergessen... ich könnt mich schon wieder aufregen. Naja, dann nehm ich heute Abend eben zwei."*
***Frau Stumpf:** „Du nimmst auch Ramipril? Dann nimm doch einfach eine von mir. Warte, ich hab sie einstecken."*
***Erzähler:** Frau Stumpf reicht Frau Moser eine Schachtel. Diese hustet und sagt:*
***Frau Moser:** „Ramilich comp – hm, die heißen anders als meine. Aber das wird wohl wieder nur ein anderes Rabattmedikament sein. Der Wirkstoff stimmt ja – Ramipril."*
***Erzähler:** Frau Moser drückt eine Tablette aus dem Blister in ihren Kaffee und rührt um. Die drei Damen genießen ihr Frühstück und unterhalten sich über den neuesten Klatsch aus der Nachbarschaft.*
***Frau Powidl:** „Puh, jetzt hab ich wieder zu viel gegessen. Ich krieg immer so leicht Sodbrennen. Naja, dann nehm ich jetzt halt gleich ein Talcid zusammen mit meinem Bisoprolol ein. Zum Glück hab ich eins dabei. Ich frag mich, ob das Sodbrennen nicht vielleicht auch eine Nebenwirkung der Blutdrucktablette ist – im Beipackzettel stehen ja endlose Nebenwirkungen. Ich glaub, das probier ich einfach mal aus und lass die Tabletten ab morgen weg. Mein Blutdruck ist ja in Ordnung."*
***Erzähler:** Nachdem der Kellner kassiert hat, hustet Frau Moser und erhebt sich. Die beiden anderen Damen stehen ebenfalls auf und verabschieden sich bis zur nächsten Woche.*

Aufgabe 8 Diabetiker in der Apotheke

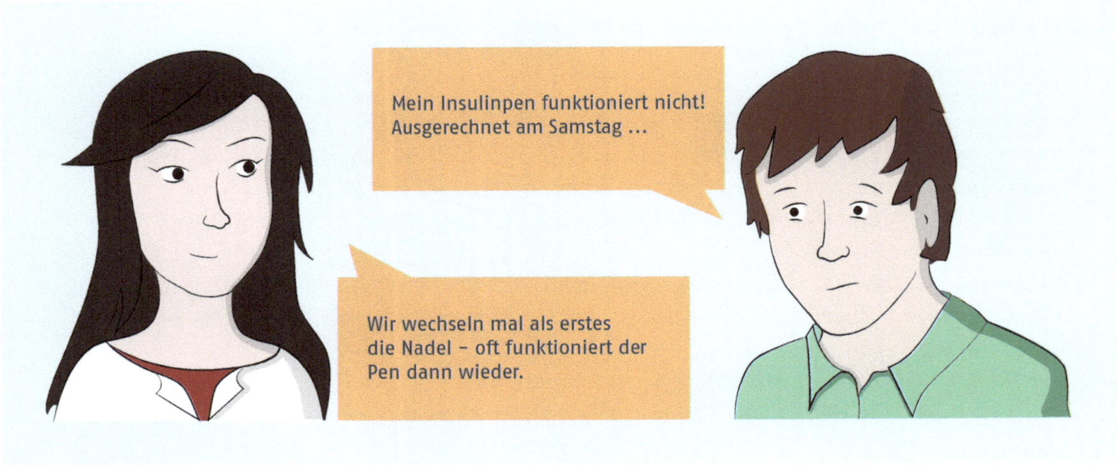

8a Nach Einsetzen einer neuen Nadel funktioniert der Insulin-Pen tatsächlich wieder. Wie können Sie das erklären?

____

____

8b Welche weiteren Gründe gibt es, für jede Injektion eine neue Nadel zu verwenden? Zählen Sie auf.

____

____

____

____

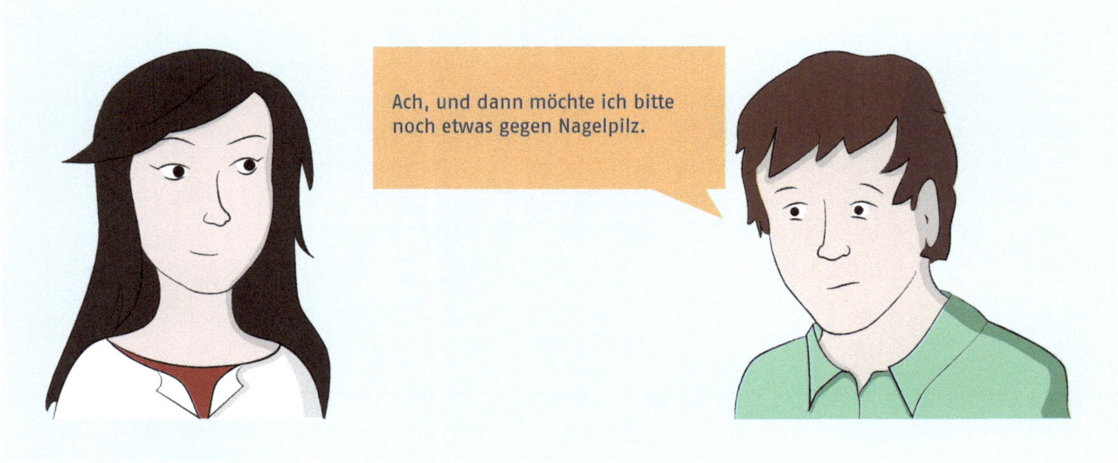

8c Wie reagieren Sie auf diesen Kundenwunsch?

____

____

____

Bildnachweis

Kap. 1: stokkete/stock.adobe.com/; S. 2: Nadine Y. Sprecher

Kap. 2: Quality Stock Arts/stock.adobe.com; S. 13 DAV/Nadine Y. Sprecher/Annette Thomas; S. 17: Annette Thomas/ Nadine Y. Sprecher; S. 18: Nadine Y. Sprecher/APOPIXX

Kap.3: kzenon/istockphoto.com; S. 22: DAV/Dr. Lennartz Laborprogramm für Apotheken; S. 23: Nadine Y. Sprecher/ Suchsel.net; S. 25: Nadine Y. Sprecher; S. 26: Nadine Y. Sprecher; S. 28: Nadine Y. Sprecher/xwords-generator.de

Kap. 4: Christine/stock.adobe.com; S. 33: Nadine Y. Sprecher; S. 34 BtM-Rezept/DAV/Nadine Y. Sprecher;

Kap. 5: Betka82/istockphoto.com; S. 41: Nadine Y. Sprecher; S. 43: Nadine Y. Sprecher

Kap. 6: zinkevych/stock.adobe.com; S. 48: Nadine Y. Sprecher; S. 51: Nadine Y. Sprecher; S. 58: Nadine Y. Sprecher/ Suchsel.net; S. 58: Nadine Y. Sprecher; S. 59: Nadine Y. Sprecher; S. 63: Nadine Y. Sprecher/M. Schuppich/Siur/ airdenet/oxie99/domnitsky/Bits and Splits/stock.adobe.com; S. 64: Nadine Y. Sprecher; s-motive/stock.adobe.com

Kap. 7: s-motive/stock.adobe.com; S. 68: Nadine Y. Sprecher/APOPPIXX; S. 69: Nadine Y. Sprecher; S. 71: Nadine Y. Sprecher; S. 72: Nadine Y. Sprecher; S. 73: Nadine Y. Sprecher/nach: DAZ/Gesine Oberst; S. 74: Nadine Y. Sprecher;

Kap. 8: Ocskay Mark/stock.adobe.com; S. 77: Nadine Y. Sprecher/Alena/Jaroslavs Filss/amawasri/Carlo/stock.adobe.com; S. 78: Nadine Y. Sprecher; S. 80: Nadine Y. Sprecher; S. 83: Nadine Y. Sprecher; S. 84: Nadine Y. Sprecher; S. 85: Nadine Y. Sprecher; S. 85: Nadine Y. Sprecher; S. 87: Nadine Y. Sprecher

Kap. 9: Zbynek Pospisil/istockphoto.com; S. 95: Nadine Y. Sprecher/Suchsel.net;

Kap. 10: F/stock.adobe.com; S. 98: ce-zeichen.de; S. 99: Annette Thomas/Nadine Y. Sprecher; S. 100: Nadine Y. Sprecher/ euthymia/andriano_cz/LianeM/Lohmann & Rauscher GmbH & Co. KG, Neuwied/APOPIXX; S. 101: Deutsche Apotheker Zeitung, 37: 49, 2020/Nadine Y. Sprecher; S. 103: Nadine Y. Sprecher; S. 103: Nadine Y. Sprecher

Die Autorinnen

Nadine Sprecher

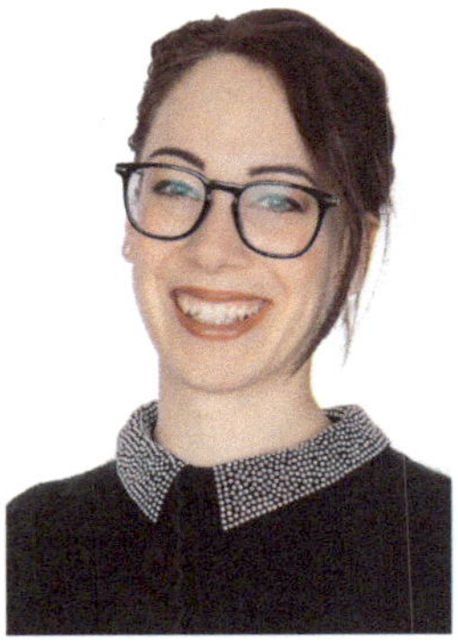

Studium der Pharmazie sowie Pharmaceutical Sciences and Technologies an der Eberhard Karls Universität Tübingen. Zeitgleich engagiert als Lernmentorin im Rahmen von ESIT (Erfolgreich studieren in Tübingen) für Pharmazie-Erstsemester. 2016 Approbation als Apothekerin und Tätigkeit in einer öffentlichen Apotheke. Anschließend Referendariat und 2. Staatsprüfung für das Lehramt an beruflichen Schulen für die Fächer Pharmazie und Chemie. Seit 2018 Assessorin des Lehramts. Ab 2018 Redakteurin in der PTAheute-Onlineredaktion und unter anderem zuständig für „PTAheute erklärt“ (Youtube) sowie den PTAheute Podcast. Seit 2021 zertifizierter Lerncoach.

Annette Thomas

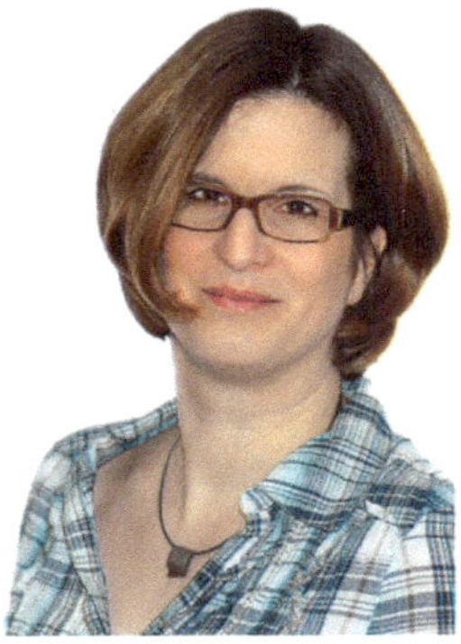

Annette Thomas hat ihr Studium der Pharmazie an der FAU Erlangen-Nürnberg 1998 beendet. Sie probiert gern neue Dinge aus und entdeckte nach mehrjähriger Tätigkeit in verschiedenen öffentlichen Apotheken ihre Freude am Erklären und Unterrichten. Sie war Dozentin im Fach Medikamentenlehre an der Hans-Weinberger-Akademie der AWO e. V. in Fürth und ist seit 2016 bis heute Dozentin für Arzneimittelkunde an der PTA-Schule des DEB in Bamberg. Auf ihrem Youtube-Kanal „pharmalogisch!“ möchte sie Auszubildenden in Gesundheitsberufen und interessierten Laien pharmazeutische Inhalte näherbringen. Seit 2018 ist sie als freiberufliche Autorin an verschiedenen Projekten des Deutschen Apotheker Verlages Stuttgart beteiligt. Annette Thomas kann unter a.thomas@pharmalogisch.de kontaktiert werden.

Weitere Werke der Autorinnen:

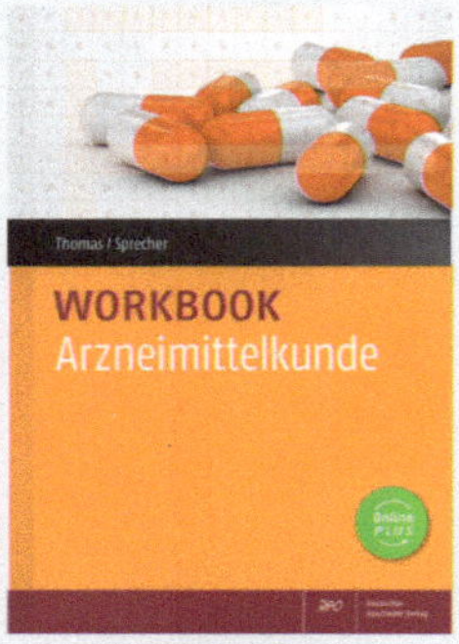

2020 erschien bereits ein weiteres Werk der beiden Autorinnen: Workbook Arzneimittelkunde, ©DAV

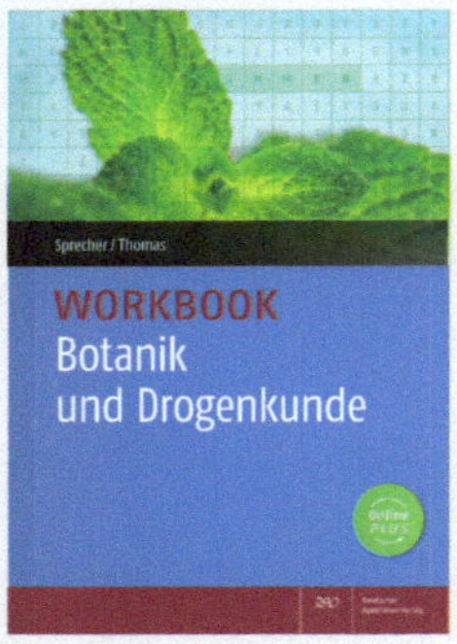

2021 erschien bereits ein weiteres Werk der beiden Autorinnen: Workbook Botanik und Drogenkunde, ©DAV